Widmung

Dieses Buch widme ich allen Kindern – denn es ist mit Hilfe von Kindern entstanden und für sie geschrieben worden.

Ich danke meiner Freundin Kerstin Weihe für ihre Unterstützung und ihren unerschütterlichen Glauben an meine Arbeit.

Danke Gabriele Paljulis für die Zeichnungen.

*Und ich widme dieses Buch
meinem Sohn Sebastian,
meinem besten Freund!*

Zur Autorin:

Martina Feldmann, geb. am 25. 03. 1963 in Dortmund, Mutter eines 21-jährigen Sohnes.

Zehn Jahre Auslandsaufenthalte in Griechenland, der Türkei, Österreich, Kenia und der Schweiz.

Seit sechs Jahren wohnhaft in Stuttgart.

Ausbildung zur Seminarleiterin für Autogenes Training 1994.

Seit Juli 1998 freiberufliche Tätigkeit als Seminarleiterin für Autogenes Training, vorzugsweise Kurse mit Kindern von sechs bis zwölf Jahren.

Vier Jahre Psychologiestudium. Abschluss mit Diplom. Schwerpunkt: Psychosomatik bei Kindern und Jugendlichen (Thema Anorexie).

Freiberufliche Seminar- und Übungsleiterin in Stuttgart.

Martina Feldmann

Träume mit mir

Autogenes Training und Traumreisen für Kinder von 6 – 12 Jahren

asug

Feldmann, Martina:
Träume mit mir: Autogenes Training und Traumreisen für Kinder / Martina Feldmann. – Offenbach : ASUG, [Norderstedt] : Libri Books on Demand, 2003
ISBN 3-934594-16-6

Copyright © 2003 by Martina Feldmann
Alle Rechte vorbehalten.
ASUG-Verlag, Offenbach
Umschlaggestaltung: Jutta Herden, Stuttgart
Kinderzeichnungen von Gabriele Paljulis (9 Jahre)
Herstellung: Books on Demand GmbH - BoD™ - Norderstedt
Printed in Germany 2003
ISBN 3-934594-16-6

Inhalt

		Seite
1.	Vorwort	7
2.	**Autogenes Training für Kinder**	10
2.1	Zu den Geschichten des Autogenen Trainings	10
2.2	Die Abenteuer von Sebastian und Tim	13
2.2.1	Sebastian und Tim in Kenia	13
	❖ Die Safari, Teil 1	13
	❖ Die Safari, Teil 2	20
	❖ Die Safari, Teil 3	26
2.2.2	Sebastian und Tim auf der Insel Kreta	33
	❖ Ein Ausflug nach Heraklion	33
	❖ Die Geschichte von Hunter	40
	❖ Das Schildkröten-Abenteuer	48
2.3	Geschwister: Die Geschichte von Sabine und Thomas	57
2.4	Tina, Christian und die Eisbären	68
3.0	**Traumreisen für Kinder**	76
3.1	Einleitung	76
3.2	Traumreisen zur Steigerung des Selbstbewusstseins und der Selbsterkenntnis	78
	❖ Das Baumhaus	78
	❖ Das Traumschloss	81
	❖ Blick in den Spiegel	83
	❖ Der innere Spiegel	85

3.3	Traumreisen zur Verbesserung der Atmung (bei Asthma, Bronchitis), Hauterkrankungen, Migräne und Rheuma	87

- ❖ Am Strand — 87
- ❖ Tauchen – Unter dem Meer — 89
- ❖ Kutschenfahrt im Winter — 93
- ❖ Mit einem Sportflugzeug fliegen — 95
- ❖ Der Zauberwald — 98
- ❖ Delphine — 100

3.4	Traumreisen zum Abbau von Aggressionen und Ängsten	103

- ❖ Lagerfeuer am Strand — 103
- ❖ Die „Wünsch-dir-was-Maschine" — 105
- ❖ Mit einem Sportflugzeug fliegen — 107

3.5	Traumreisen zur Erreichung von Akzeptanz und Respekt vor Mensch und Tier, von Rücksicht und Hilfsbereitschaft	110

- ❖ Die Katze — 110
- ❖ Die alte Frau — 112
- ❖ Freunde — 115

3.6	Traumreisen zur Verarbeitung von Trauer und Trennungen	117

- ❖ Das alte Dorf — 117
- ❖ Abschied — 120

3.7	Traumreisen aus Kenia / Reiseimpressionen	122

- ❖ Ankunft in Mombasa — 122
- ❖ Diani Beach – Strandspaziergang — 124
- ❖ Safari — 125
- ❖ Mombasa – Faszination einer Stadt — 127
- ❖ Sternenhimmel über Chale Iland — 128
- ❖ Afrikanischer Abend — 129
- ❖ Lagerfeuer am Strand — 130
- ❖ Schnorcheln vor Shimoni — 131
- ❖ Sandbank — 132
- ❖ Abschied — 133

1. Vorwort

Wenn ich mich mit Eltern über meine Arbeit unterhalte, wirft das unterschiedlichste Fragen auf, wie:

- ❖ Ich wusste gar nicht, dass es das gibt.
- ❖ Brauchen Kinder das jetzt auch schon?
- ❖ Was sind denn das für Kinder, die daran teilnehmen?
- ❖ Mein Kind braucht so etwas nicht, mit dem ist alles in Ordnung!

Oft kommt aber auch hoffnungsvolle Aussage: „Vielleicht hilft das meinem Kind endlich, wir haben nämlich schon alles Erdenkliche versucht ..." Was ist also Autogenes Training (AT) für Kinder, wie funktioniert es und vor allem, was bewirkt es? AT ist natürlich auch kein „Allheilmittel", keine „Wundermethode" und ich kann nur von meiner eigenen Vorgehensweise und den daraus resultierenden Erfolgen berichten.

Als ich vor einigen Jahren begann, mich mit dem AT für Kinder intensiv auseinander zu setzen, besorgte ich mir sämtliche Literatur, die ich zu diesem Thema bekommen konnte. Dabei stellte ich fest, wie wenig verbreitet das AT für Kids doch ist. Und auch heute gibt es noch immer nicht viele Seminarleiter/innen, die es anbieten.

Kindern das AT zu vermitteln, ist auf der einen Seite schwieriger als bei Erwachsenen. Auf der anderen Seite sind Kinder aber weitaus freier und offener.

Ein Erwachsener kommt aus eigenem Antrieb. Ein Kind wird angemeldet und gebracht - oft ohne die leiseste Ahnung, was es erwartet (oder was von ihm erwartet wird) und manchmal auch ohne eine genauere Erklärung seitens der Eltern, warum es an diesem Kurs teilnehmen soll. Daher ist der erste Eindruck, den die Kinder gewinnen, wenn sie meine Kurse besuchen, ganz wichtig und ausschlaggebend für den weiteren Verlauf und den Erfolg des Seminars.

Dass die Kinder nicht müssen, wenn sie nicht wollen und dass nichts erzwungen wird, ist eine Grundregel meiner Kurse!

Die Kurse führe ich nach Altersstufen durch: von 6 - 8 Jahren und von 9 -1 Jahren.
Vom Konzept her habe ich das Autogene Training nach Prof. Dr. Schulz, dem Begründer des AT, kindgerecht abgeändert. Außerdem habe ich begonnen, Geschichten und Traumreisen zu schreiben, in die das AT bzw. die Übungen eingebettet sind.
Das ist an sich nichts Neues. Es gibt diverse Literatur zu diesem Thema. Allerdings hatte ich das Problem, mich mit diesen Geschichten nicht identifizieren zu können. So schön sie auch sind, so hatten sie doch nichts mit den Kindern meiner Gruppen, mit ihren ganz persönlichen Problemen, Sorgen und Krankheitsbildern zu tun.
So entschloss ich mich eines Tages dazu, meine eigenen Reisen und Erlebnisse kindgerecht zu verfassen und niederzuschreiben sowie die Ideen, Probleme und Erzählungen der Kinder zu integrieren.
Und damit sind wir beim nächsten Punkt: Wann Autogenes Training anwenden und was bewirkt es eigentlich?
Generell hat das AT prophylaktische Wirkung und kann daher jederzeit erlernt werden - auch ohne spezifischen Anlass. Meist greifen wir jedoch auf das AT und diverse Entspannungsverfahren erst dann zurück, wenn die Situation schon recht „verfahren" ist.
Dabei bietet uns das AT ein breites Spektrum von Anwendungsmöglichkeiten, wie:

- ❖ Konzentrations- u. Schlafstörungen
- ❖ Aggression und innere Unruhe
- ❖ Kopfschmerzen und Migräneanfälle
- ❖ Neurodermitis
- ❖ Asthma
- ❖ Angstabbau

In allen Fällen muss natürlich zunächst eine körperliche Ursache, sprich eine Erkrankung, aus ärztlicher Sicht, ausgeschlossen worden sein.
AT eignet sich auch als Unterstützung bzw. begleitend zu einer Therapie.
Kinder, (und nicht nur sie) lieben Geschichten — besonders die, mit denen sie sich identifizieren können, die ihre Fantasie anregen und sie träumen lassen. Sie wollen

aber auch in den Kursen von ihren Erlebnissen berichten, kleine und auch größere Sorgen miteinander teilen.

Natürlich sind ihre Eltern für all die oben genannten Bedürfnisse da, aber wenn wir ehrlich sind und zurück blicken - haben wir unseren Eltern immer alles erzählt? Ist es nicht manchmal leichter gewesen, sich einem Menschen mitzuteilen, von dem keine Konsequenzen zu erwarten waren und der alles mit Abstand und wertfreier betrachten konnte?

Auch die Traumreisen für Kinder haben sich sehr bewährt. Für ein paar Minuten in eine andere Welt „eintauchen", fliegen können, zaubern, wünschen und träumen - wem gefällt es nicht, einmal der Realität für ein paar Augenblicke zu „entfliehen"?

All die vorhin genannten Problematiken, Krankheitsbilder und Auffälligkeiten der Kinder verschwinden natürlich auch mit dem Autogenen Training nicht über Nacht. Da die Kinder das Seminar meistens nur ein Mal pro Woche besuchen (dies über 8-10 Wochen), ist die Zusammenarbeit mit den Eltern unerlässlich und von großer Wichtigkeit!

AT ist ein übendes Verfahren und muss daher auch zu Hause immer wieder praktiziert werden!

2. Autogenes Training für Kinder

2.1. Zu den Geschichten des Autogenen Trainings

Die folgenden Geschichten habe ich in den letzten Jahren in meinen Gruppen vorgelesen und somit vor geeignetem Publikum erproben können.
Die erste Geschichte, der Dreiteiler „Safari", kam bei den Kindern so gut an, dass ich mich inspiriert fühlte, weitere zu erzählen. Ich empfehle auch - zum besseren Verständnis - mit dieser Safari-Geschichte zu beginnen, da hier die Übungen der Schwere und Wärme erst einmal aufgebaut werden. Die weiteren Geschichten und Traumreisen können dann je nach Bedarf herausgesucht und vorgelesen werden.
In meinen Kursen ist es mir nicht nur sehr wichtig, den Kindern das Autogene Training zu vermitteln, sondern auch, die Stunden spannend und unterhaltsam zu gestalten, die Kinder in „eine andere Welt" zu führen, in der sie sich wohl fühlen und in der ihre Fantasie angeregt wird. Sie sollen gern wiederkommen, Spaß daran haben, das Autogene Training zu erlernen, denn nur unter diesen Voraussetzungen werden sie sich auch etwas annehmen und somit verstehen, das Autogene Training für sich zu nutzen.
Erwachsene entscheiden für sich selbst, einen Kurs zu besuchen, Kinder werden von den Eltern - aus welchen Gründen und mit welcher Hoffnung auch immer - gebracht. Diese, sowie auch die Tatsache, dass jedes Kind eine ureigene Persönlichkeit besitzt, eine eigene, unvergleichliche Geschichte hat und eigene, oftmals daraus resultierende Probleme, müssen beachtet werden. Ob es sich hierbei um Schlafstörungen, Konzentrationsschwäche, Nervosität bis hin zur Hyperaktivität, Rheuma, Asthma, Neurodermitis oder Verhaltensstörungen handelt - all diese Probleme versuche ich, im Aufbau meiner Stunden und meiner Geschichten zu berücksichtigen.
Dies ist ein Buch für Kinder und Eltern und alle Menschen, die Kinder lieben, mit ihnen arbeiten und ihnen helfen möchten. Es sind Geschichten zum Vorlesen,

Nachdenken und Träumen.
Die Übungen am Schluss sollten mit ruhiger Stimme und langsam vorgelesen werden. Die Sätze sind für Kinder konzipiert und daher sehr einprägsam.
Ich habe bewusst auf die Bezeichnungen „linker" oder „rechter" Arm, sowie „linkes" oder „rechtes" Bein verzichtet, weil die Kinder während der Übungen nicht auch noch darüber nachdenken sollen, wo nun wieder rechts und wo links ist.
Auch die „Wir-Form" der Formeln habe ich bewusst gewählt. Sie vermittelt ein intensiveres Zusammengehörigkeitsgefühl, und scheint mir besonders wichtig bei Einzelkindern.
Ich wünsche allen Lesern und „Vorlesern" nun viel Freude und Erfolg mit diesem Buch. Mir hat es viel Spaß gemacht, es zu schreiben und „meinen" Kindern vorzulesen.
Hier noch ein paar Tipps zu den Geschichten des „Autogenen Trainings für Kinder", wie ich sie konzipiert habe, und in meinen Stunden anwende.
Liebe Eltern, ihr könnt die Übung nach jeder oder anstelle jeder beliebigen „Gute-Nacht-Geschichte" vorlesen, nur tut es, wenn möglich, regelmäßig. Lest die Übung mit ruhiger Stimme langsam vor. Gerade in der Anfangszeit des Übens ist es von Vorteil, die Übung vor dem Einschlafen vorzulesen.
Oder, liebe Kinder, lest die Geschichte einfach selbst. Benutzt die Absätze im Text, als kurze Pausen. Die „Wir-Form" ist für euch meist am angenehmsten, da sie euch ein Zusammengehörigkeitsgefühl vermittelt. Ihr Kinder könnt auch ruhig während der Übung einschlafen, denn euer Unterbewusstsein nimmt noch genügend auf.
Die Schwere- und Wärmeübung eignet sich speziell, um Unruhe, Konzentrationsschwierigkeiten, Hyperaktivität und Rheuma abzubauen bzw. zu lindern.
Liebe Eltern, sollte euer Kind unter Migräne bzw. Kopfschmerzen leiden, fügt am Ende der Übung noch folgenden formelhaften Vorsatz hinzu:

        Meine Stirn ist angenehm kühl.
        Meine Stirn ist angenehm kühl.
        Meine Stirn ist angenehm kühl.

Bei Asthma benutzt ihr als Abschluss folgenden formelhaften Vorsatz:

> Meine Atmung ist ruhig und gleichmäßig.
> Meine Atmung ist ruhig und gleichmäßig.
> Meine Atmung ist ruhig und gleichmäßig.

Die formelhaften Vorsätze bei Neurodermitis sind Folgende:

> Meine Haut ist angenehm kühl.
> Meine Haut ist angenehm kühl.
> Meine Haut ist angenehm kühl.

Diese Vorsätze könnt Ihr Kinder leicht lernen und auch später bei akuten Problemen selbst anwenden, indem ihr sie euch im Stillen vorsprecht.

Versucht es, schaden kann es garantiert nicht!

2.2 Die Abenteuer von Sebastian und Tim

2.2.1 Sebastian und Tim in Kenia
(Drei Episoden mit integrierter Schwere- und Wärmeübung)

Die Safari, Teil 1

Wisst ihr, wo Kenia ist? – Wenn nicht, will ich es euch kurz erklären.
Kenia ist ein Land in Afrika. Um dorthin zu gelangen, muss man von Deutschland aus, über acht Stunden mit dem Flugzeug um die halbe Welt fliegen. Kenia liegt nämlich auf der anderen Seite des Äquators, das heißt, auf der anderen Seite der Erde.
In Kenia leben sehr viele Menschen, die sich von uns auch schon dadurch unterscheiden, dass sie eine dunkle Hautfarbe haben.
In Kenia leben auch viele Tiere. Tiere, die ihr in Deutschland nur im Zoo oder im Zirkus sehen könnt. Diese Tiere leben dort noch frei, in großen Gebieten oder Parks, und wenn man eine Fahrt durch diese Gebiete unternimmt, nennt man diese Reise „Safari".
Wir wollen nun zwei gute Freunde, sie heißen Sebastian und Tim, auf ihrer Safari begleiten.
Sebastian und Tim sind mit ihren Eltern in den Ferien nach Kenia geflogen. Sie wohnen in einem Ferienklub am Strand.
Um in das Gebiet zu gelangen, wo all die Tiere leben, müssen die Freunde noch einmal mit einem kleinen Flugzeug fliegen. Sie sind schon sehr aufgeregt und sie freuen sich auf dieses Abenteuer.
„Welche Tiere leben eigentlich in Afrika?", fragt Tim seinen Freund Sebastian während des Fluges in den Park.
Wisst ihr, welche Tiere in Afrika leben?
Richtig!
„Elefanten zum Beispiel und Nashörner, Giraffen,

Zebras, Antilopen, Affen und viele mehr", antwortet auch Sebastian.

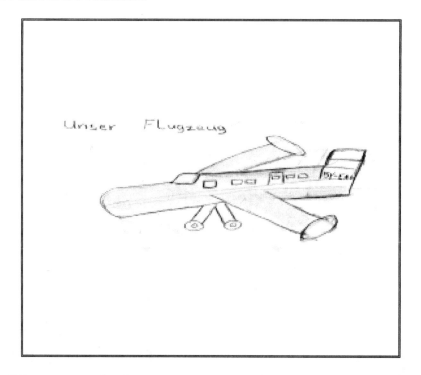

„Gibt es auch Löwen, was meinst du?" Tim mag nämlich Löwen. Es sind seine Lieblingstiere und es wäre für ihn das Größte, einmal frei lebende Löwen zu sehen - ohne Gitterstäbe wie im Zoo.
„Also, Löwen leben auch hier", antwortet Sebastian, „aber ob wir welche sehen werden, weiß ich natürlich nicht. Die zeigen sich eben nur, wenn es ihnen gefällt, manchmal sieht man sie, manchmal nicht."
Das kleine Flugzeug landet bald auf einer sehr schmalen Landebahn mitten im Busch. Weit und breit ist kein einziges Haus zu sehen. Es ist recht kahl: So weit das Auge reicht, sind nur vereinzelt ein paar ziemlich vertrocknete Büsche und Bäume zu sehen. Die Erde ist rotbraun und hat Risse von

der langen Trockenheit.

„Tim, schau nur, wie trocken und kahl diese Landschaft ist, hier muss es ja ewig nicht geregnet haben", sagt Sebastian und steigt aus dem Flugzeug.

„In der Schule haben wir vor kurzem noch über Kenia gesprochen", sagt Tim. „Hier regnet es im Mai bis Anfang Juni nur ein bisschen, das nennen sie hier die „kleine Regenzeit". Von Mitte Juli bis Anfang August schüttet es hier manchmal wie aus Eimern. Das ist dann die „große Regenzeit" - und das restliche Jahr regnet es dann überhaupt nicht!"

„Na, du hast ja in der Schule prima aufgepasst", lacht Sebastian und klopft seinem Freund anerkennend auf die Schulter.

Die beiden Freunde werden schon erwartet. Am Rande der Landebahn steht ein Jeep. So einen Geländewagen braucht man hier, da es nur Wege, keine festen Straßen gibt.

In dem Jeep sitzt Walter. Walter wohnt schon viele Jahre in Kenia und begleitet alle Besucher auf ihrer Safari. Er wohnt in einem Camp, einem Zeltdorf, das aus vielen unterschiedlich großen Zelten besteht. In einem dieser Zelte werden auch Tim und Sebastian die folgenden zwei Nächte schlafen. Walter begrüßt die beiden Jungs und zusammen machen sie sich auf den Weg.

Unterwegs betrachten Sebastian und Tim die für sie sehr fremdartige Landschaft.

Langsam geht die Sonne unter, und ein Sonnenuntergang in Kenia ist schon etwas ganz Großartiges. Man kann es kaum beschreiben, diese vielen Farben, von Gelb über Orange bis Dunkelrot, die da über den Himmel ziehen.

Die beiden Freunde fühlen sich sehr wohl: Durch die anstrengende Reise und die vielen neuen Eindrücke, die sie hatten, werden sie müde.

Der Wagen schaukelt sanft hin und her und die beiden schließen bald die Augen und ruhen sich ein wenig aus.

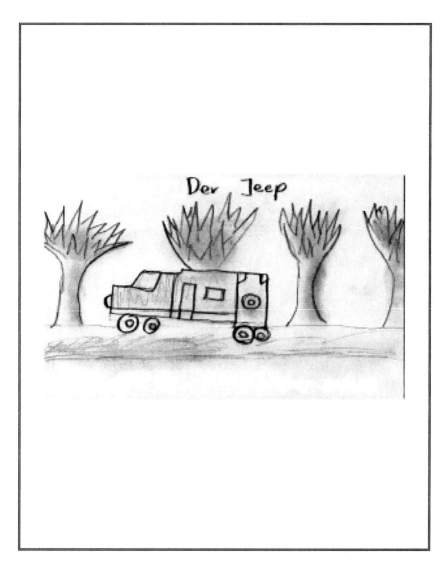

Schon bald sind sie im Camp angekommen. Sebastian und Tim lassen sich von Walter alles zeigen. Viele Zelte stehen dort beieinander, große grüne Zelte mit Netzen vor dem Eingang, damit keine Mücken hineinkönnen. Das Zelt von Sebastian und Tim hat zwei Betten und sogar ein Badezimmer mit einer Dusche. Die beiden richten sich ein wenig ein und machen sich dann auf den Weg, um die nähere Umgebung zu erforschen.

Das Camp liegt an einem kleinen Fluss und Sebastian und Tim gehen ans Ufer hinunter. Mitten in dem Fluss ist eine kleine Sandbank, ein Streifen Land, wie eine kleine Insel.

„Du, Tim, ich glaube fast, die Insel dort drüben hat sich gerade bewegt", sagt Sebastian zu seinem Freund und greift nach dessen Arm.

„Quatsch, eine Insel kann sich doch nicht bewegen", meint Tim.

„Doch, schau nur!", ruft Sebastian jetzt aufgeregt, und zeigt auf die vermeintliche Insel im Fluss.

In diesem Moment steht das, was die beiden Freunde für eine Insel gehalten haben, langsam auf, gähnt und lässt sich ganz sanft ins Wasser gleiten.

„Ein Krokodil, es ist tatsächlich ein Krokodil!", rufen beide und laufen zu Walter, um ihm zu erzählen, was sie gerade gesehen haben.

Walter und seine Frau haben schon das Abendessen vorbereitet. Es gibt viele italienische Gerichte, denn die beiden leben zwar schon 18 Jahre in Kenia, kommen aber aus Italien.

Während des Essens erzählt Walter den Jungs was für den nächsten Tag geplant ist. „Morgen früh stehen wir um 5 Uhr auf", sagt er. „Um 6 Uhr, nach dem Frühstück, fahren wir dann gleich los. So früh am Morgen kann man die meisten Tiere beobachten, es ist noch kühl und die Tiere treffen sich an den Wasserlöchern zum Baden und zum Trinken."

„Wenn wir so früh aufbrechen wollen, sollten wir jetzt schlafen gehen", meint Tim. Sie bedanken sich bei Walter und seiner Frau für das gute Abendessen und machen sich auf den Weg zu ihrem Zelt.

„Schlaft gut, Jungs, ich wecke euch morgen früh um 5!", ruft Walter ihnen noch nach.

In ihrem Zelt angekommen, haben sich die beiden schnell geeinigt, wer in welchem Bett schläft, haben sich gewaschen und die Zähne geputzt und liegen nun in ihren Betten.

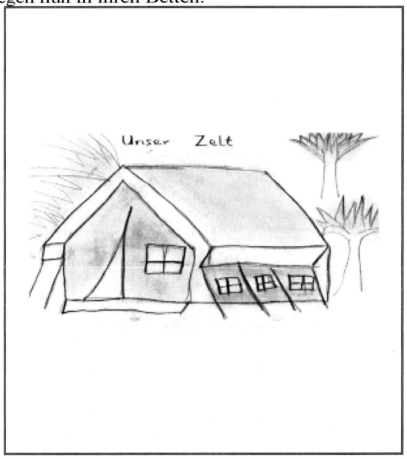

„Ich freue mich schon sehr auf unsere Safari", flüstert Tim.
„Ich auch, und ich hoffe, dass wir viele Tiere sehen werden", antwortet Sebastian.
Kaum haben sich die beiden Freunde „Gute Nacht" gesagt, sind sie auch schon eingeschlafen.
Und auch wir ruhen uns nun ein wenig aus. Wir sind jetzt ganz ruhig und entspannt und fühlen uns ganz warm und ganz wohl.

Zuerst spüren wir, wie unser Arm schwer wird, immer schwerer und schwerer.

> Mein ganzer Arm ist ganz schwer.
> Mein ganzer Arm ist ganz schwer.
> Mein ganzer Arm ist ganz schwer.

Jetzt werden unsere beiden Arme schwer, immer schwerer und schwerer.

> Meine beiden Arme sind ganz schwer.
> Meine beiden Arme sind ganz schwer.
> Meine beiden Arme sind ganz schwer.

Und jetzt denken wir ganz fest:

> Meine beiden Arme sind ganz schwer.
> Meine beiden Arme sind ganz schwer.
> Meine beiden Arme sind ganz schwer.

Nun werden unsere beiden Beine schwer, immer schwerer und schwerer.

> Meine beiden Beine sind ganz schwer.
> Meine beiden Beine sind ganz schwer.
> Meine beiden Beine sind ganz schwer.

Und jetzt denken wir ganz fest:

> Meine beiden Beine sind ganz schwer.
> Meine beiden Beine sind ganz schwer.
> Meine beiden Beine sind ganz schwer.

Nun wird unser ganzer Körper schwer, immer schwerer und schwerer.

> Mein Körper ist ganz schwer.
> Mein Körper ist ganz schwer.
> Mein Körper ist ganz schwer.
> (Noch ein wenig Ruhen lassen!)

Die Safari, Teil 2

Heute ist der zweite Tag im Camp für Sebastian und Tim.
Wie versprochen, weckt Walter, der Begleiter der Safari, die beiden um fünf in der Frühe. Erstaunlicherweise ist es um diese Tageszeit noch sehr kalt, und Sebastian und Tim ziehen ihre Jacken an, bevor sie das Zelt verlassen. Natürlich sind sie sehr gespannt, was sie heute wohl erwartet. Und sie sind auch etwas aufgeregt.
Nach einem kleinen Frühstück geht es auch schon los.
Die Sonne geht langsam auf und der Himmel wird wieder in ein wunderschönes Orange getaucht.
Der Jeep steht schon bereit und Walter fordert die Jungen auf, einzusteigen und es sich auf dem Dach bequem zu machen. Ja, sie dürfen tatsächlich auf dem Dach des Autos sitzen! Der Wagen ist oben offen und die Freunde setzen sich auf den Rand der Öffnung und lassen die Beine ins Wageninnere baumeln.
„Hast du deinen Fotoapparat dabei?", fragt Sebastian seinen Freund.
„Na klar und zwei Extra-Filme habe ich auch.", antwortet Tim. „Ich will schließlich zu Hause zeigen können, was wir hier alles gesehen haben!" Der Wagen fährt langsam los und die frische, klare Morgenluft weht den beiden ins Gesicht.
Ein bisschen wackelig ist es doch da oben auf dem Dach, aber nach einiger Zeit macht es den Jungs Spaß, hin- und hergeschaukelt zu werden.
Der Jeep hinterlässt eine rote Staubwolke und die Fahrt führt über Stock und Stein, immer weiter in die Landschaft hinein.
Ganz weit - am Horizont, das ist die Stelle, an der es so aussieht, als würde der Himmel die Erde berühren, geht die Sonne auf. Es ist ganz ruhig und still, man hört nur das Brummen des Motors.

„Schau nur, Tim!", ruft Sebastian aufgeregt und zeigt auf eine Straußenherde, die nur ein paar Meter entfernt zu sehen ist.

Die Strauße beobachten das Auto und ganz plötzlich - wie auf ein geheimes Signal - laufen alle los. Strauße sind unheimlich schnelle Laufvögel und bald haben sie den Wagen überholt und sind nicht mehr zu sehen. „Die waren so schnell, dass ich gar kein Foto von ihnen machen konnte", bedauert Tim.

„Das macht doch nichts, wir werden bestimmt noch einige Tiere vor die Kamera bekommen," tröstet ihn Sebastian.

Walter hält den Wagen für einen Augenblick an und zeigt den beiden riesige Fußspuren im Sand.

„Hier ist eine Elefantenherde vorbeigekommen", erklärt er. „Sie sind bestimmt auf dem Weg zu einem Wasserloch hier in der Nähe. Wenn wir Glück haben, sehen wir sie noch ..." Und weiter geht die Fahrt auf dem holprigen Pfad.

An beiden Seiten des Weges sehen die Jungen große Hügel - oder sind es Sandhaufen? Große Sandhaufen mit Löchern?

„Du, Walter, was sind denn das für komische Hügel?", fragt Tim.

„Das sind Termitenhügel. Wisst ihr, was Termiten sind? - Das sind Insekten, so ähnlich wie Ameisen, die über Jahre hinweg diese Hügel bauen, und ihren eigenen Staat erschaffen. So wie Kenia und Deutschland Länder sind, so ist dieser Hügel für die Termiten ein eigenes Land.

Manchmal werden diese Hügel auch von Untermietern bewohnt. Dann ziehen dort Mungos ein, um ihre Kinder großzuziehen. Mungos sind kleine Erdmännchen." Walter gibt wieder Gas und der Jeep ruckelt weiter.

Inzwischen ist die Sonne aufgegangen und der frühe Morgen ist erwacht. Vogelschwärme ziehen am Himmel vorüber und ein paar aufgeschreckte Perl-

hühner flattern in die Büsche.
Die Landschaft wird immer satter und grüner, dichte Büsche stehen am Wegesrand und der Jeep streift ab und zu einen Zweig.
Der Wagen schaukelt gemütlich vor sich hin - doch plötzlich knackt es laut im Gebüsch - eine riesige Elefantenkuh erscheint direkt vor dem Auto.
Walter bremst sofort und vor Schreck halten Sebastian und Tim die Luft an. „Oh je, die sieht aus, als ob sie wütend wäre", flüstert Sebastian. Tim starrt nur mit weit aufgerissenen Augen auf den Elefanten, der da so plötzlich im Wege steht.
„Seid bitte ganz ruhig!", sagt Walter leise und lässt den Jeep langsam zurückrollen.
Doch die Elefantenkuh fühlt sich bedroht und wenn Elefanten sich bedroht fühlen - sie wissen ja nicht, dass Sebastian und Tim ihre Freunde sind - dann wackeln sie mit ihren riesigen Ohren, heben den Rüssel und trompeten laut.
„Mach doch mal ein Foto, nun los, los, mach schon!", flüstert Sebastian seinem Freund zu.
Tim will seine Kamera aus der Tasche holen, aber er ist so aufgeregt, dass es ihm zuerst nicht gelingt.
„Schaut mal, jetzt wissen wir, warum diese Elefantenkuh so aufgeregt ist!", sagt Walter.
Und da sehen sie es, ein kleines Elefantenbaby, das nun neugierig durch die Beine seiner Mutter schaut.
Endlich hat die riesige Elefantenmutti sich beruhigt, hat sich umgedreht und ist mit ihrem Kind wieder im Busch verschwunden.
Auch Tim hat sich von seinem Schrecken erholt und endlich seine Kamera aus der Tasche herausgeholt. Schnell hat er noch ein paar Fotos gemacht, doch als er später die Bilder entwickeln lässt, ist darauf nur eines zu sehen - ein riesengroßer Elefanten-Po! Aber das macht ja nichts, denn er kann allen Freunden daheim von einem tollen Abenteuer erzählen.

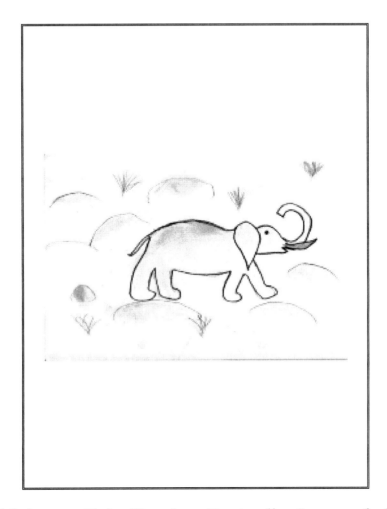

Bald ist es Zeit für eine Rast, die Jungen haben Hunger und Durst, und wenn sie ehrlich sind, dann ist es auch sehr anstrengend, dort oben auf dem Dach zu sitzen.
Walter hält den Wagen am Rande eines großen Wasserloches. Ganz heranfahren darf er allerdings nicht, da sich die Tiere, die hier zum Trinken oder Baden kommen, vor dem Auto fürchten könnten. In der Ferne, auf der anderen Seite des Wassers, steht eine große Herde schwarzer Büffel, die wie eine riesige schwarze Mauer von weitem aussieht.

„Das sind bestimmt 400 Büffel", sagt Walter, „die kommen oft hierher."
„Zum Fotografieren sind sie aber zu weit weg", bedauert Sebastian .
„Das ist mir auch lieber so", sagt Tim und grinst. „Nach unserem Elefantenschreck möchte ich nicht auch noch 400 Büffeln direkt gegenüberstehen!"
Walter hat ein kleines Picknick vorbereitet und legt dafür eine Decke auf den Boden. Es ist fast Mittag und die Luft wird immer wärmer. Sebastian und Tim essen und beschließen danach, sich etwas auszuruhen, denn so eine Safari ist zwar spannend und aufregend, aber auch sehr anstrengend. Deshalb legen sie sich in den Schatten eines großen Baumes, wo sie es sich gemütlich machen.
Während sich die beiden Freunde nun ausruhen, stellen wir uns vor, auch wir liegen in der Wärme Afrikas im Schatten eines Baumes.
Wir spüren auch die warmen Strahlen der Sonne auf unserem Körper - angenehm warm ist es - es wird wärmer und wärmer, strömend warm.

Zuerst spüren wir, wie unser Arm warm wird, immer wärmer und wärmer.

>Mein ganzer Arm ist ganz warm.
>Mein ganzer Arm ist ganz warm.
>Mein ganzer Arm ist ganz warm.

Jetzt werden unsere beiden Arme warm, immer wärmer und wärmer.

>Meine beiden Arme sind ganz warm.
>Meine beiden Arme sind ganz warm.
>Meine beiden Arme sind ganz warm.

Und jetzt denken wir ganz fest:

> Meine beiden Arme sind ganz warm.
> Meine beiden Arme sind ganz warm.
> Meine beiden Arme sind ganz warm.

Nun werden unsere beiden Beine warm, immer wärmer und wärmer.

> Meine beiden Beine sind ganz warm.
> Meine beiden Beine sind ganz warm.
> Meine beiden Beine sind ganz warm.

Und jetzt denken wir ganz fest:

> Meine beiden Beine sind ganz warm.
> Meine beiden Beine sind ganz warm.
> Meine beiden Beine sind ganz warm.

Nun wird unser Körper warm, immer wärmer und wärmer.

> Mein Körper ist ganz warm.
> Mein Körper ist ganz warm.
> Mein Körper ist ganz warm.

Wir sind ganz entspannt und fühlen uns ganz schwer, warm und wohl.

Die Safari, Teil 3

Heute wollen wir Sebastian und Tim zum letzten Mal auf ihrer Safari begleiten.
Wie ihr euch sicher erinnern könnt, haben die beiden Freunde sich am Ende der zweiten Geschichte ein wenig ausgeruht. Nun soll die Fahrt mit dem Jeep weitergehen und die beiden helfen Walter, die Überreste von ihrem Picknick im Auto zu verstauen.
Inzwischen steht die Sonne hoch am Himmel und es ist sehr warm geworden.
Sebastian und Tim klettern wieder auf das Wagendach und genießen die wunderbare Aussicht. Von hier oben können sie die Landschaft weit überblicken.
Ruckend setzt sich der Jeep in Bewegung und die Räder wirbeln beim Anfahren eine Menge Staub auf.
Bald kommen sie zu einem Fluss, den man sogar mit dem Auto durchqueren kann. Walter gibt ein bisschen mehr Gas und das Wasser spritzt den beiden Freunden ins Gesicht.
„Klasse, tolle Abkühlung!", ruft Tim begeistert.
Die Landschaft wird nun immer grüner. Dichte Büsche und Bäume stehen so nah am Wegesrand, dass die beiden auf die Zweige achten müssen, die ihnen ins Gesicht schlagen könnten.
„Schau mal, da drüben, das ist aber ein merkwürdiger Baum", sagt Tim, und zeigt auf etwas braunes, dass zwischen den grünen Büschen zu sehen ist.
„Das ist doch kein Baum, du Spezialist!", lacht Sebastian, „das ist doch eine Giraffe!"
Als sie näher heranfahren, erkennt auch Tim seinen Irrtum. Die Giraffe steht ganz still zwischen den Büschen und beobachtet neugierig den sich nähernden Jeep. Als aber der Wagen immer näher an sie heranrollt, verlässt sie wohl der Mut, und sie läuft

auf ihren langen Beinen davon. Ihr Kopf und ihr langer Hals sind noch eine Zeit lang zu sehen und Tim macht noch ein Foto, bevor die Giraffe in den Büschen verschwunden ist.

Bald kommen sie an eine Kreuzung, auf der sich eine Pavianhorde tummelt. Paviane sind sehr große Affen! Besonders die Männchen - auch Bullen genannt - können bis zu einem Meter und zwanzig groß werden. Das ist ungefähr die Größe eines sechsjährigen Kindes. Die Paviane haben sehr große Eckzähne und nicht zu vergessen, ihr Erkennungsmerkmal - das knallrote Hinterteil.

Natürlich machen die beiden Freunde gleich ein paar Fotos. Da Paviane nicht ängstlich sind und auch gerne mal in einen Jeep steigen, fährt Walter langsam an der Herde vorbei. „Von Pavianen gibt es eine tolle Geschichte", sagt er. „Eines Tages, während einer Safari, ist ein sehr großer Pavianbulle in einen stehenden Jeep gesprungen und hat sich bei einer Frau auf den Schoß gesetzt. Die Frau hat natürlich einen Riesenschreck bekommen und wusste gar nicht, was sie tun sollte. Am besten ganz ruhig bleiben und abwarten, hat sie sich wohl gedacht und das war auch genau richtig, denn wenn man schreit und nervös wird, wird der Pavian auch nervös, und das kann gefährlich werden.

Die Frau blieb also ganz ruhig sitzen und wartete ab, was der Pavian tun würde. Dem gefiel es anscheinend auf ihrem Schoß ganz gut und er betrachtete die Frau erst einmal. Dann entdeckte er ihre Tasche, nahm sie, öffnete sie und begann, sie in aller Ruhe auszuräumen. Der ganze Inhalt wurde ausprobiert, angeknabbert und berochen und was dem Pavian nicht gefiel, warf er einfach aus dem Autofenster. Sogar die scharfen Pfefferminzbonbons der Frau aß er auf - ohne eine Miene zu verziehen. Als er die ganze Tasche ausgeräumt hatte, wurde es ihm langweilig und er sprang mit einem Satz wieder aus dem Auto. Ihr könnt euch sicher

vorstellen, wie erleichtert die Frau gewesen ist, dass der Pavian so friedlich war."
Die Fahrt führt sie nun wieder an einem schmalen Fluss vorbei. Dort sehen sie eine ganze Elefantenherde, Kühe mit ihren Kindern und auch sehr große Elefantenbullen mit riesigen Stoßzähnen.
„Man kann sich kaum vorstellen, dass sich so ein gewaltiges Tier nur von Pflanzen ernährt!", sagt Tim — „also ich möchte nicht mein Leben lang nur tonnenweise Spinat und Grünkohl essen müssen!"
Sebastian lacht und nickt zustimmend.
Langsam nähert sich die Fahrt ihrem Ende. Es ist inzwischen später Nachmittag und sie fahren wieder in die Richtung, in der das Camp liegt. Walter kennt sich hier sehr gut aus. Allein würden Sebastian und Tim die Zelte wohl nicht wiederfinden.
Auf dem Rückweg sehen sie noch einige Tiere - Antilopen, Zebras, Perlhühner, einen Geier und noch eine Büffelherde. Leider bekommen sie keine Raubkatzen zu Gesicht, weder Löwen noch andere Großkatzen. Es leben nicht mehr so viele Löwen in diesem Park und daher ist es reine Glückssache, einen zu sehen.
Sebastian und Tim sind trotzdem sehr zufrieden. Sie bekommen langsam Hunger und freuen sich schon auf das Abendessen, das Walters Frau während ihrer Abwesenheit gekocht hat.
Als sie das Camp erreichen, ist es schon dunkel. Hier im Busch gibt es fast keine Dämmerung, nur Tag und Nacht.
Von der Fahrt sind die Jungen über und über mit feinem rotem Staub bedeckt, auf Armen und Beinen und auch auf ihrer Kleidung. Bevor sie zum Essen gehen, bringen sie nicht nur ihre Kameras in ins Zelt, sondern sie duschen auch und ziehen sich frische Kleidung an.
Beim Abendessen erzählen sie Walters Frau von ihrer Safari und allen Tieren, die sie gesehen haben.
„Schade, dass wir morgen früh schon wieder abrei-

sen müssen", sagt Sebastian, aber beide Jungs sind sich einig, dass diese Safari ihr tollstes, gemeinsames Erlebnis war.

Es ist spät, die beiden Freunde sind inzwischen sehr müde und somit sagen sie „Gute Nacht" und gehen in ihr Zelt zurück. Bald schon liegen sie in ihren Betten und kuscheln sich wohlig in die Decken. Sie reden noch ein wenig, doch bald fallen ihnen ihre Augen zu.

Aber Moment mal, was war denn das? Sebastian öffnet die Augen und lauscht angestrengt. Doch jetzt ist nichts mehr zu hören. Wahrscheinlich habe ich schon geträumt, denkt er sich und schließt die Augen wieder.

Aber da ist es schon wieder, dieses merkwürdige Geräusch! Jetzt setzt sich Sebastian in seinem Bett auf und flüstert: "He, Tim, hast du auch etwas gehört?"

„Was ist los?", fragt Tim, der wohl schon längst im Land der Träume war, schlaftrunken.

„Na das Geräusch. Hast du denn nichts gehört? Pst! Sei mal ruhig! Da! Da ist es wieder, hör doch!"

Beide Jungs sind ganz ruhig und lauschen angestrengt. Jetzt hört Tim es auch. Direkt neben dem Zelt ist das Geräusch: taps, taps, taps und dann „mh, mh, mh".

„Was ist denn das?", flüstert Tim und kriecht dabei noch ein bisschen weiter unter seine Decke. „Keine Ahnung!", erwidert Sebastian. „Soll ich mal gucken?"

„Wenn du dich traust", flüstert Tim und ist nun ganz unter seiner Decke verschwunden.

Leise steht Sebastian auf und schleicht an den Eingang. Vorsichtig zieht er den Reißverschluss des Zeltes herunter und späht hinaus.

Der Mond scheint auf den Platz vor ihrem Zelt und deshalb kann Sebastian den Verursacher des merkwürdigen Geräusches jetzt auch ganz deutlich erkennen.

Es ist ein Flusspferdbaby, das immer ein paar Schritte geht, taps, taps, taps, stehen bleibt, sich umschaut und dabei grunzt „mh, mh, mh".
„He, Tim!" flüstert Sebastian, um das kleine Flusspferd nicht zu erschrecken, komm her, du Angsthase und schau doch mal!"
Tim ist nun doch sehr neugierig geworden und kriecht unter seiner Decke hervor. Sie schauen dem kleinen Flusspferd zu, wie es langsam in Richtung Wasser davon tapst.
„Der kleine Kerl sucht wohl nach seiner Mutter", vermutet Sebastian und beide müssen nun doch ein wenig über sich lachen, weil sie sich eben gefürchtet haben.
„Komm, Tim, jetzt gehen wir aber endlich schlafen, wir müssen morgen wieder sehr früh aufstehen, unser Flugzeug wartet um acht Uhr an der Landebahn", sagt Sebastian und kuschelt sich wieder unter seine Decke.
Und kaum liegen die beiden wieder in ihren Betten, sind sie auch schon eingeschlafen.
Vielleicht träumen sie ja von all den Tieren, von Elefanten an einem Wasserloch, von Giraffen, die von weitem wie Bäume aussehen, von Pavianen, die Pfefferminzbonbons essen und einem kleinen Flusspferd, das sich verlaufen hat.

Auch wir legen uns nun ganz gemütlich hin und schließen unsere Augen. Wir sind ganz ruhig und entspannt und fühlen uns ganz schwer und wohl.

Zuerst spüren wir wieder, wie unser Arm schwer wird, immer schwerer und schwerer.

>   Mein ganzer Arm ist ganz schwer.
>   Mein ganzer Arm ist ganz schwer.
>   Mein ganzer Arm ist ganz schwer.

Jetzt werden unsere beiden Arme schwer, immer

schwerer und schwerer.

    Meine beiden Arme sind ganz schwer.
    Meine beiden Arme sind ganz schwer.
    Meine beiden Arme sind ganz schwer.

Und jetzt denken wir ganz fest :

    Meine beiden Arme sind ganz schwer.
    Meine beiden Arme sind ganz schwer.
    Meine beiden Arme sind ganz schwer.

Nun werden unsere beiden Beine ganz schwer, immer schwerer und schwerer.

    Meine beiden Beine sind ganz schwer.
    Meine beiden Beine sind ganz schwer.
    Meine beiden Beine sind ganz schwer.

Und jetzt denken wir ganz fest:

    Meine beiden Beine sind ganz schwer.
    Meine beiden Beine sind ganz schwer.
    Meine beiden Beine sind ganz schwer.

Nun wird unser ganzer Körper schwer, immer schwerer und schwerer.

    Mein Körper ist ganz schwer.
    Mein Körper ist ganz schwer.
    Mein Körper ist ganz schwer.

Wir spüren nun auch die warmen Strahlen der Sonne auf unserem Körper - angenehm warm ist es - es wird wärmer und wärmer, strömend warm.

    Mein ganzer Arm ist warm.
    Mein ganzer Arm ist warm.
    Mein ganzer Arm ist warm.

Jetzt werden unsere beiden Arme warm, immer wärmer und wärmer.

    Meine beiden Arme sind ganz warm.
    Meine beiden Arme sind ganz warm.
    Meine beiden Arme sind ganz warm.

Und jetzt denken wir ganz fest:

    Meine beiden Arme sind ganz warm.
    Meine beiden Arme sind ganz warm.
    Meine beiden Arme sind ganz warm.

Nun werden unsere beiden Beine warm, immer wärmer und wärmer.

    Meine beiden Beine sind ganz warm.
    Meine beiden Beine sind ganz warm.
    Meine beiden Beine sind ganz warm.

Und jetzt denken wir ganz fest:

    Meine beiden Beine sind ganz warm.
    Meine beiden Beine sind ganz warm.
    Meine beiden Beine sind ganz warm.

Und nun wird unser Körper warm, immer wärmer und wärmer.

    Mein Körper ist ganz warm.
    Mein Körper ist ganz warm.
    Mein Körper ist ganz warm.

Wir sind ganz ruhig und entspannt und fühlen uns ganz schwer, warm und wohl.

2.2.2 Sebastian und Tim auf der Insel Kreta

Ein Ausflug nach Heraklion

Es sind wieder Sommerferien und Sebastian und Tim fliegen mit ihren Eltern auf die Insel Kreta in Griechenland.
Die beiden Freunde verbringen gern ihre Ferien gemeinsam und freuen sich auf drei Urlaubswochen am Strand. Sie wollen beide einen Surfkurs machen, am Strand Volleyball spielen und sich die Sonne auf den Bauch scheinen lassen.
Kreta ist eine große, schöne Insel im Mittelmeer. Die Landschaft dort ist sehr abwechslungsreich. Es gibt ganze Felder mit Olivenbäumen, Bäume an denen Mandarinen und Granatäpfel wachsen, Johannisbrotbäume und Büsche mit Dornen aber sehr schönen Blüten. Es ist sehr bergig auf Kreta und die Landschaft ist rau und steinig. Auch der Sandstrand ist etwas grob, aber das Meer ist noch sehr sauber und im Sommer schön warm. Die Luft ist mild und etwas salzig, erfrischend und gesund.
Gerade für Sebastian ist es wichtig, so oft wie möglich ans Meer zu fahren. Seit er sich erinnern kann, leidet er an Asthma, einer Erkrankung seiner Atemwege. Manchmal merkt er es gar nicht, und manchmal hat er das Gefühl, dass ihm einfach die Luft wegbleibt.
Wenn er am Meer ist, die salzige, frische Luft einatmet, geht es ihm immer gut. Dann fühlt er sich frei und unbeschwert. Eigentlich wäre es für ihn das Beste, wenn seine Eltern mit ihm ans Meer oder an die See ziehen würden, aber das geht leider nicht, da sein Vater in Deutschland arbeitet. Sebastian genießt daher den Urlaub immer sehr und tankt hier neue Energien für seinen Alltag auf.
Auf der Insel gibt es viel zu sehen. Man kann Ausflüge mit einem Mietauto machen und damit die

ganze Insel umfahren. Auch Sebastian und Tim wollen einige Fahrten gemeinsam machen und haben mit ihren Eltern einen Ausflug für jede Woche eingeplant.
Ihr erster Ausflug soll sie nach Heraklion führen, das ist die Hauptstadt von Kreta.
Jeden Samstag findet dort ein Zigeunermarkt statt. In der Nähe des Flughafens ist ein großer Platz, auf dem die Stände aufgebaut werden. Auf diesem Zigeunermarkt gibt es nichts, was es nicht gibt! Man kann dort einfach alles kaufen. Obst und Gemüse, Fleisch und Wurst, Brot und Gebäck, Kleidung, Spielwaren, Schuhe, Haushaltswaren und vieles mehr.
Sebastian und Tim haben sich mit ihren Eltern ein Auto gemietet und sind nun auf dem Weg nach Heraklion. Sie wollen den Markt besuchen und sich die Stadt ansehen.
Es ist schön warm an diesem Tag, die beiden Freunde schauen aus dem offenen Fenster und betrachten die vorüberziehende Landschaft. Die Straße ist sehr kurvig, mal führt sie durch die Berge und dann wieder am Meer entlang. Die Sonne spiegelt sich darin und lässt das Wasser glitzern, wie tausend Diamanten.
Ein großer Dampfer ist weit draußen auf dem Meer zu sehen sowie viele kleine Segel- und Motorboote. Ein paar Fischer treiben gemütlich mit ihren Kähnen auf dem Wasser und warten auf die Dunkelheit, in der sie dann ihre Netze auswerfen können.
Sebastian und Tim sehen im Vorbeifahren eine große Schafherde. Ein zottiger, schwarzer Hund passt auf die Herde auf und treibt die Tiere immer wieder zusammen. Hier auf Kreta wird aus der Milch der Schafe und Ziegen Käse hergestellt - eine griechische Spezialität.
Die Straße macht wieder einen großen Bogen und in der Ferne können die beiden Freunde den Hafen

von Heraklion sehen. Dort liegen viele Fähren vor Anker. Mit diesen Fähren kann man auf das griechische Festland und sogar bis nach Italien fahren.
Sie sehen auch große Frachter, die mit Lebensmitteln und allerlei Waren beladen sind, denn alles, was nicht auf der Insel wächst oder hergestellt werden kann, muss mit Schiffen gebracht werden.
Kurz vor dem Ortsschild von Heraklion sehen sie auf der linken Straßenseite ein großes Zigeunerlager. Hier steht eine Wellblechhütte neben der nächsten, Menschen mit bunten Kleidern, Hunde und Kinder laufen dazwischen herum. Die Zigeuner halten sich immer während des Sommers auf Kreta auf. Sie verkaufen ihre Waren jeden Samstag auf dem Markt und ihre Kinder sind oft in der Stadt zu sehen, wenn sie die Touristen um etwas Geld anbetteln. Im Winter verlassen sie die Insel und fahren mit einer der Fähren wieder zurück aufs Festland, wo viele von ihnen sogar in großen Häusern leben und ein eigenes Auto fahren. Nicht alle Zigeuner sind so bettelarm, wie es den Anschein hat und für uns ist es schwer, ihre Lebensweise zu verstehen.
Auch Sebastian und Tim wundern sich darüber, wie man in einfachen Blechhütten wohnen kann, wo es nicht einmal fließendes Wasser gibt. Für sie wäre es undenkbar, auf ihre Dusche und ihr Bett zu verzichten, obwohl es vielleicht auch mal ganz spannend wäre, ein paar Tage so zu leben. Wie in einem Zeltlager, unter freiem Himmel leben und sich das Essen auf dem offenen Feuer zu kochen.
In Heraklion angekommen, gehen sie als Erstes auf den Zigeunermarkt.
Der Markt ist an der langen Hafenstraße aufgebaut und es herrscht ein buntes Treiben. Hier steht ein Stand neben dem anderen und ein Zigeuner ruft lauter als der Andere, um seine Waren anzubieten. Hier kann man wirklich alles kaufen, ein Stand mit Schuhen steht neben einem mit frischem Obst und

Gemüse, einer mit Töpfen, Schüsseln und Pfannen neben einem mit Fisch. Sebastian und Tim bestaunen das große Angebot, probieren hier und da etwas von dem angebotenen Obst und sind bald stolze Besitzer eines neuen T-Shirts, zwei neuer Hosen und von ein paar neuer Socken - die leider etwas nach Fisch riechen - da die Verkaufsstände so dicht nebeneinander stehen. Auch ihre Eltern haben sich ein paar frische Orangen und eine Wassermelone gekauft. Man kommt eben an den Ständen einfach nicht vorbei, ohne etwas einzukaufen.

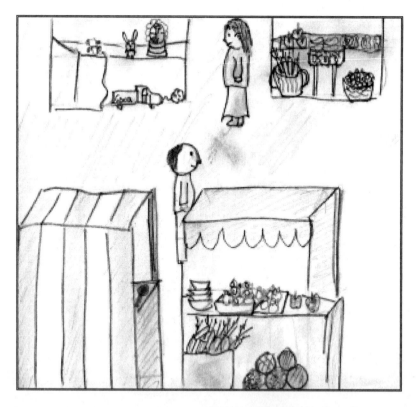

Sie beschließen, noch einen kleinen Stadtbummel durch Heraklion zu machen. Die Hauptstadt von

Kreta ist, wie viele Großstädte, laut, staubig und voll von Menschen.

Vom Hafen führt eine etwas steilere Straße hinauf in die Innenstadt. Es gibt viele Geschäfte und Cafés, einen Marktplatz, ein großes Museum und auch hier noch einmal einen Wochenmarkt, auf dem Obst, Fleisch und viele, sehr stark duftende Gewürze verkauft werden.

Sebastian und Tim schlendern mit ihren Eltern durch die Straßen, essen ein Eis und schauen sich in Ruhe um.

Inzwischen ist es schon später Mittag, und alle haben Hunger und Durst. Am Hafen gibt es viele Tavernen, das sind griechische Restaurants, in denen es alles mögliche zu Essen gibt und deshalb gehen sie nun dorthin zurück.

Unsere beiden Freunde machen mit ihren Eltern Rast in einem dieser Lokale und schauen beim Mittagessen aufs Meer hinaus. Hier ist alles so gemütlich und still. In der Mittagshitze nehmen sich viele Menschen die Zeit für ein Schläfchen und ruhen sich aus. Sie legen sich in eine Hängematte oder im Schatten eines Baumes auf eine Wiese und träumen ein wenig. Sie atmen die gute Luft ein, die vom Meer herüberweht und entspannen sich.

Auch wir wollen uns nun entspannen, schließen unsere Augen und träumen ein wenig. Wir stellen uns vor, dass wir in einer Hängematte oder auf dem weichen, warmen Gras liegen. Wir spüren, wie unser Körper sich mehr und mehr entspannt.

Die Atmung ist ganz ruhig und entspannt.

Der ganze Körper entspannt sich immer mehr und wird schwerer, immer schwerer.

Zuerst spüren wir, wie einer unserer Arme schwer wird, immer schwerer und schwerer.

> Mein ganzer Arm ist ganz schwer.
> Mein ganzer Arm ist ganz schwer.
> Mein ganzer Arm ist ganz schwer.

Jetzt werden unsere beiden Arme schwer, immer schwerer und schwerer.

> Meine beiden Arme sind ganz schwer.
> Meine beiden Arme sind ganz schwer.
> Meine beiden Arme sind ganz schwer.

Und jetzt denken wir ganz fest :

> Meine beiden Arme sind ganz schwer.
> Meine beiden Arme sind ganz schwer.
> Meine beiden Arme sind ganz schwer.

Nun werden unsere beiden Beine ganz schwer, immer schwerer und schwerer.

> Meine beiden Beine sind ganz schwer.
> Meine beiden Beine sind ganz schwer.
> Meine beiden Beine sind ganz schwer.

Und jetzt denken wir ganz fest:

> Meine beiden Beine sind ganz schwer.
> Meine beiden Beine sind ganz schwer.
> Meine beiden Beine sind ganz schwer.

Nun wird unser ganzer Körper schwer, immer schwerer und schwerer.

> Mein Körper ist ganz schwer.
> Mein Körper ist ganz schwer.
> Mein Körper ist ganz schwer.

Wir spüren nun auch die warmen Strahlen der Sonne auf unserem Körper - angenehm warm ist es -

es wird wärmer und wärmer, strömend warm.

       Mein ganzer Arm ist ganz warm.
       Mein ganzer Arm ist ganz warm.
       Mein ganzer Arm ist ganz warm.

Jetzt werden unsere beiden Arme warm, immer wärmer und wärmer.

       Meine beiden Arme sind ganz warm.
       Meine beiden Arme sind ganz warm.
       Meine beiden Arme sind ganz warm.

Und jetzt denken wir ganz fest:

       Meine beiden Arme sind ganz warm.
       Meine beiden Arme sind ganz warm.
       Meine beiden Arme sind ganz warm.

Und nun werden unsere beiden Beine warm, immer wärmer und wärmer.

       Meine beiden Beine sind ganz warm.
       Meine beiden Beine sind ganz warm.
       Meine beiden Beine sind ganz warm.

Und jetzt denken wir ganz fest:

       Meine beiden Beine sind ganz warm.
       Meine beiden Beine sind ganz warm.
       Meine beiden Beine sind ganz warm.

Nun wird unser ganzer Körper warm, immer wärmer und wärmer.

       Mein Körper ist ganz warm.
       Mein Körper ist ganz warm.
       Mein Körper ist ganz warm.

Wir sind ganz ruhig und entspannt und fühlen uns ganz schwer, warm und wohl.

Eine sanfte Brise weht vom Meer herüber und wir fühlen die kühle Luft auf unserer Stirn.

   Meine Stirn ist angenehm kühl.
   Meine Stirn ist angenehm kühl.
   Meine Stirn ist angenehm kühl.

Die Geschichte von Hunter

Sebastian und Tim genießen ihren Urlaub auf der Ferieninsel Kreta.
Heute ist wieder ein besonders schöner, sonniger Tag und die beiden Freunde beschließen, sich ein Kanu zu mieten, um ein bisschen aufs Meer hinauszufahren.
Sie sind beide gute Schwimmer und außerdem ist es Pflicht, beim Kanufahren eine Schwimmweste zu tragen.
Nach dem Frühstück machen sie sich also auf zum Strand. Der Weg führt sie durch die Bungalowanlage des Hotels in dem sie wohnen.
Sie gehen an dem letzten Bungalow vorbei und wollen gerade zum Wasser hinuntergehen, als sie ein leises Wimmern hören.
„Warte mal, Tim, hast du das gehört?", fragt Sebastian seinen Freund und bleibt stehen.
„Ja, da war doch was, wo kommt das nur her?", sagt Tim, und schaut sich suchend um.
In diesem Moment hören sie wieder das leise Wimmern und sehen von weitem ein kleines Knäuel auf der Terrasse des letzten Bungalows liegen.
„Schau mal, Tim, was liegt denn da?", fragt Sebastian und geht schon die Stufen zu dem Haus hinauf.

Tim folgt seinem Freund und beide nähern sich dm Knäuel, das da zusammengerollt auf dem Boden liegt.
„Ein Hundebaby! Herrje - ist das ein winziger Bursche - und so schrecklich dünn!", sagt Tim und kniet sich vor dem kleinen Hund auf den Boden.
„Hier steht aber Wasser und Futter, also gehört der wohl jemandem", meint Sebastian und setzt sich nun auch vor dem kleinen Hund auf den Boden.

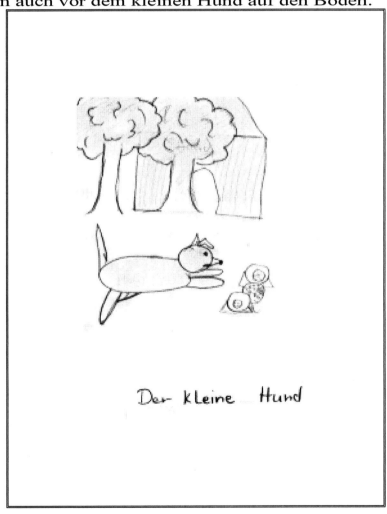

Der kleine Hund

Sie streicheln den kleinen Kerl und schieben ihm das Schälchen mit dem Wasser unter die Nase. Doch der kleine Hund schaut sie nur mit einem traurigen Blick aus großen, braunen Augen an und bewegt sich nicht.
„Du, Sebastian, mit dem stimmt doch etwas nicht! Sieh nur, wie komisch sein rechtes Hinterbein liegt, das ist ja völlig verdreht!", Tim streichelt dem Hund über den Kopf.
„Und seine Nase ist ganz trocken und heiß, das ist bei Tieren ein Zeichen dafür, dass sie krank sind!"
„Was sollen wir denn jetzt machen, wir können ihn doch nicht einfach hier liegen lassen?"
Sebastian steht auf und schaut sich um. „Ich gehe mal ums Haus herum, und schaue, ob jemand zu Hause ist, warte hier!", sagt er und macht sich auf den Weg.
Tim redet beruhigend auf den kleinen Kerl ein, der jetzt versucht, aufzustehen. Aber der Hund ist viel zu schwach und sein verletztes Bein hat keine Kraft.
Sebastian kommt wieder auf die Terrasse. „Da ist niemand, die Türen und Fenster sind verschlossen. Ich glaube, hier wohnt gar keiner."
„Und woher hat der Kleine dann das Wasser und das Futter?", fragt ihn Tim.
„Wahrscheinlich hat es ihm ein Urlauber gegeben, der hier auf dem Weg zum Strand vorbeigekommen ist - genau wie wir. Er wird ihn gesehen haben und ihm später das Essen gebracht haben.", meint Sebastian.
„Aber das sieht doch ein Blinder mit dem Krückstock, dass mit diesem Hund etwas nicht stimmt. Der muss sofort zu einem Arzt!", ruft Tim empört.
„Klar sieht man, dass er krank ist, aber die Leute sind hier, um Urlaub zu machen, die wollen doch keine Probleme - und dieser Hund ist ein Problem!", meint Sebastian.
„Okay, und was machen wir jetzt? Also ich lasse

ihn auf keinen Fall einfach so hier liegen!", sagt Tim nachdrücklich.

„Das will ich ja auch nicht, aber alleine können wir ihm sowieso nicht helfen. Außerdem darf man hier im Hotel keine Tiere haben, da müssen wir erst mit dem Direktor reden. Wir nehmen ihn jetzt mit und bringen ihn zu unseren Eltern, die werden uns dann sicher helfen", sagt Sebastian.

Vorsichtig schiebt Tim seine Hände unter den kleinen Hundekörper und hebt das Tier langsam hoch. Der Hund ist ganz schlaff in seinen Armen und Tim stützt ihm mit einer Hand das verletzte Bein.

Langsam gehen sie zum Hotel zurück. Ihre Eltern sind zuerst erstaunt, die beiden schon wieder zu sehen, aber sofort entdecken sie auch den Grund dafür.

Während Tim den kleinen Hund weiter in seinen Armen hält, werden die anderen aktiv.

Sebastian geht zur Rezeption des Hotels und fragt nach einem Tierarzt. Der Nächste sei in Heraklion, sagt ihm der Mann, und schreibt ihm die Adresse und die Wegbeschreibung auf einen Zettel.

Sebastians Mutter erzählt unterdessen dem Hoteldirektor von dem kleinen Hund und bittet, ihn in ihrem Zimmer pflegen zu dürfen. Der Direktor, der ein sehr tierlieber Mensch ist, erlaubt ihr nach kurzem Überlegen, den kleinen Hund im Zimmer unterzubringen, bis er wieder gesund ist. Die Väter holen inzwischen einen Mietwagen und alle zusammen machen sich kurz darauf auf den Weg zum Tierarzt in Heraklion.

Während der Fahrt hält Tim den kleinen Hund und versucht, möglichst still zu sitzen, damit er ihm nicht unnötig weh tut. Sebastian streichelt den Kopf des Welpen und redet beruhigend auf ihn ein.

Dank der guten Wegbeschreibung finden sie die Praxis des Tierarztes sofort.

Im Wartezimmer ist es fast leer und Sebastians

Mutter meldet sie bei der Sprechstundenhilfe an.
Bald darauf erscheint der Tierarzt, ein großer, dicker Mann mit einem Schnauzbart und freundlichen, braunen Augen. Er bittet alle in den Untersuchungsraum und sagt zu Tim, er solle den Hund auf den Untersuchungstisch legen.
Vorsichtig legt Tim den kleinen Hund auf den Tisch. Der Arzt untersucht ihn und betastet das verdrehte Bein. „Gehört der Hund euch?", fragt er Tim und Sebastian.
„Nein, den haben wir gefunden," sagt Tim und erzählt dem Arzt die ganze Geschichte.
„Nun, der Kleine ist sehr schwer verletzt, ich werde ihn wohl operieren müssen", meint der Arzt. "Wer zahlt denn die Operationskosten?"
Das machen selbstverständlich wir, sagen die Eltern von Sebastian und Tim, denn das ist ja wohl keine Frage!
„Gut, ich werde ihn morgen früh operieren, und sehen, was ich für ihn tun kann", sagt der Arzt." Er ist sehr schwer verletzt, ich denke, dass er einen Unfall hatte, aber Genaueres kann ich erst Morgen sagen. Holt ihn morgen Abend wieder ab." Der Tierarzt hebt den kleinen Hund vorsichtig hoch und legt ihn in einen Hundekorb.
Die beiden Jungen und ihre Eltern machen sich wieder auf den Weg zu ihrem Hotel.
Die Lust am Kanufahren ist Sebastian und Tim für heute gründlich vergangen. Sie machen sich Sorgen um den kleinen Hund und hoffen sehr, dass die Operation gelingt und er wieder ganz gesund wird.
In dieser Nacht schlafen die beiden Jungen nicht besonders gut. Sie müssen dauernd an den Hund denken und fragen sich, was ihm wohl passiert sein mag.
Am nächsten Tag fahren alle wieder nach Heraklion um den kleinen Hund abzuholen. Sebastian und Tim sind sehr aufgeregt und hoffen, dass alles gut gegangen ist.

In der Praxis des Tierarztes müssen sie noch ein wenig warten, doch dann erscheint der Arzt und bittet sie in den Untersuchungsraum.
Auf dem Tisch liegt das Hundebaby und schläft. Über seinen Bauch erstreckt sich eine große Narbe und Tim und Sebastian müssen sich zusammenreißen, um bei diesem Anblick nicht zu weinen.
„Es geht ihm recht gut, er hat die Operation gut überstanden", erklärt der Doktor. „Ich glaube nicht mehr an einen Unfall, der Kleine hier ist getreten worden. Seine inneren Verletzungen ließen darauf schließen, dass er misshandelt worden ist." „Aber wer macht denn so etwas?", fragt Sebastian entsetzt.
„Hier in Griechenland gibt es nicht so viele Tierfreunde, wie bei euch in Deutschland", sagt der Arzt. „Schon die Kinder lernen es nie, Respekt vor dem Leben der Tiere zu haben. Deshalb freue ich mich auch besonders, dass ihr euch um diesen Hund kümmert! Was soll denn aus ihm werden, wenn euer Urlaub hier zu Ende ist und ihr wieder nach Hause fliegt?"
„Das haben wir schon besprochen, wir nehmen Hunter mit nach Hause!", rufen Sebastian und Tim wie aus einem Munde.
„So, so, Hunter heißt er also. Ihr könnt ihn jetzt mitnehmen. Ich gebe euch noch ein paar Medikamente mit, die er in den nächsten Tagen braucht. Bevor ihr mit ihm nach Deutschland fliegt, werde ich ihm noch die Fäden ziehen und ihn impfen, damit ihr bei der Einreise keine Schwierigkeiten bekommt."
Die Eltern bezahlen die Arztrechnung und Sebastian und Tim legen Hunter wieder in sein Körbchen.
Während der Fahrt zum Hotel besprechen sie, wie sie die Pflege des Hundes einteilen werden.
In ihrem Zimmer stellen sie den Korb mit ihrem neuen Freund in die Mitte eines der Betten und je-

der legt sich auf eine Seite davon.
Der kleine Hund schläft ruhig, sein Atem geht ruhig und gleichmäßig und manchmal zuckt er im Traum mit den Pfoten.
Auch Sebastian und Tim sind sehr müde, da sie in der letzten Nacht vor lauter Sorge um den Kleinen kaum ein Auge zugetan haben. Sie schließen ihre Augen und mit dem Hundebaby in der Mitte schlafen sie ein.

Und auch wir schließen nun unsere Augen und ruhen uns ein wenig aus. Unsere Atmung ist ganz ruhig. Der ganze Körper entspannt sich immer mehr und wird schwerer und schwerer.

Zuerst spüren wir wieder, wie einer unserer Arme schwer wird, immer schwerer und schwerer.

> Mein ganzer Arm ist ganz schwer.
> Mein ganzer Arm ist ganz schwer.
> Mein ganzer Arm ist ganz schwer.

Jetzt werden unsere beiden Arme schwer, immer schwerer und schwerer.

> Meine beiden Arme sind ganz schwer.
> Meine beiden Arme sind ganz schwer.
> Meine beiden Arme sind ganz schwer.

Und jetzt denken wir ganz fest:

> Meine beiden Arme sind ganz schwer.
> Meine beiden Arme sind ganz schwer.
> Meine beiden Arme sind ganz schwer.

Nun werden unsere beiden Beine ganz schwer, immer schwerer und schwerer.

    Meine beiden Beine sind ganz schwer.
    Meine beiden Beine sind ganz schwer.
    Meine beiden Beine sind ganz schwer.

Und jetzt denken wir ganz fest:

    Meine beiden Beine sind ganz schwer.
    Meine beiden Beine sind ganz schwer.
    Meine beiden Beine sind ganz schwer.

Und nun wird unser ganzer Körper schwer, immer schwerer und schwerer.

    Mein Körper ist ganz schwer.
    Mein Körper ist ganz schwer.
    Mein Körper ist ganz schwer.

Wir spüren nun auch die Wärme in unserem Körper, angenehm warm ist es - es wird wärmer und wärmer - strömend warm.

    Mein ganzer Arm ist ganz warm.
    Mein ganzer Arm ist ganz warm.
    Mein ganzer Arm ist ganz warm.

Jetzt werden unsere beiden Arme warm, immer wärmer und wärmer.

    Meine beiden Arme sind ganz warm.
    Meine beiden Arme sind ganz warm.
    Meine beiden Arme sind ganz warm.

Und jetzt denken wir ganz fest:

    Meine beiden Arme sind ganz warm.
    Meine beiden Arme sind ganz warm.
    Meine beiden Arme sind ganz warm.

Nun werden unsere beiden Beine warm, immer

wärmer und wärmer.

    Meine beiden Beine sind ganz warm.
    Meine beiden Beine sind ganz warm.
    Meine beiden Beine sind ganz warm.

Und jetzt denken wir ganz fest:

    Meine beiden Beine sind ganz warm.
    Meine beiden Beine sind ganz warm.
    Meine beiden Beine sind ganz warm.

Nun wird unser ganzer Körper warm, immer wärmer und wärmer.

    Mein Körper ist ganz warm.
    Mein Körper ist ganz warm.
    Mein Körper ist ganz warm.

Wir sind ganz ruhig und entspannt und fühlen uns ganz schwer, warm und wohl.

Das Schildkröten-Abenteuer

Sebastian und Tim sind sehr zufrieden und ein bisschen müde. Den ganzen Tag haben sie auf dem Meer verbracht. Heute waren der letzte Tag ihres Surfkurses und leider auch einer der letzten Urlaubstage auf der griechischen Ferieninsel Kreta. In drei Tagen müssen sie wieder nach Hause fliegen.
Jetzt sitzen sie mit dem Besitzer der Surfschule und den anderen Kindern ihres Kurses zusammen und begießen ihren neu erworbenen Surfschein mit einigen Gläsern Orangensaft.
Es ist früher Abend und langsam geht die Sonne unter. „Es ist ein toller Urlaub, stimmt's Sebasti-

an?", sagt Tim zu seinem Freund.
„Ja, klasse - ich hoffe, dass wir im nächsten Sommer wieder hierher kommen!", meint auch Sebastian.
Die beiden Freunde schauen auf das Meer hinaus und beobachten den Sonnenuntergang. Vor der Surfschule, am Strand sind alle Surfbretter, Kanus und Katamarane - das sind flache Boote mit zwei Kufen und einem Segel - sauber aufgereiht.
Die anderen Kinder verabschieden sich, nur Tim und Sebastian bleiben noch ein wenig sitzen und genießen die Ruhe und die warme, abendliche Luft.
Während sie nun so einfach dasitzen und sich mit Peter, dem Besitzer der Surfschule unterhalten und es dabei langsam Abend wird, glaubt Sebastian, etwas im Sand krabbeln gesehen zu haben. Da es aber inzwischen sehr dunkel geworden ist, kann er nichts erkennen und vergisst es gleich wieder.
Doch da! Da war doch wieder etwas!
„Du, Tim, ich glaube, da vorne im Sand bewegt sich etwas", meint Sebastian.
„Wo denn, ich kann nichts erkennen!", sagt Tim und starrt in die Dunkelheit.
„Na da vorne, schaut doch, da krabbelt doch etwas!", sagt Sebastian nachdrücklicher, denn er ist sich nun sicher, dass er etwas gesehen hat.
Peter, der Besitzer der Surfschule, steht nun auch auf und alle schauen sie in die Richtung, in die Sebastian zeigt.
„Ich hole mal eine große Taschenlampe, wartet mal, Jungs", sagt Peter.
Zusammen gehen sie bald darauf die Stufen hinab, die an den Strand führen. Peter leuchtet mit seiner großen Taschenlampe den Sand vor ihnen ab.
Und jetzt sehen sie es ganz deutlich. Der ganze Sand scheint in Bewegung zu sein, es sieht fast unheimlich aus.
„Himmel, was ist denn das?", fragt Tim und bleibt wie angewurzelt stehen.

„Ja, das gibt's doch gar nicht!", ruft Peter.
„Jungs, das sind frisch geschlüpfte Meeresschildkröten! Habt ihr so etwas schon einmal gesehen?"
„Mann, ist ja irre", sagt Sebastian und vor Staunen bleibt ihm glatt der Mund offen stehen. Vor ihnen, im Sand, wimmelt es nun von winzig kleinen Schildkröten.

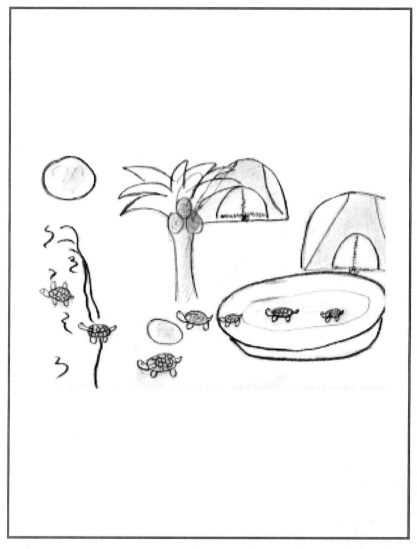

„Vor ein paar Wochen war eines Abends eine riesige Meeresschildkröte hier am Strand um ihre Eier zu vergraben", erzählt Peter. „Ich hatte sie schon ganz vergessen. Nun schaut euch an, was sie uns hinterlassen hat!"
„Wo krabbeln die denn jetzt hin, Peter?", fragt Sebastian, als er sich von seiner Überraschung erholt hat.
„Die wollen ins Meer, aber alle scheinen nicht die Richtung zu kennen. Sie wittern das Wasser und schauen nach dem Mond, aber seht nur, manche von ihnen krabbeln auf die Dusche zu, die da drüben unter der Lampe steht!"
„Können wir ihnen nicht ein bisschen helfen?", fragt Tim und beugt sich zu den kleinen Tierchen hinunter, um sie genauer betrachten zu können.
Sie sehen schon niedlich aus, diese kleinen Babyschildkröten. Ihre winzigen Füße graben sich wie kleine Schaufeln durch den Sand und ihre Köpfe schauen unter diesem winzigen Panzer hervor. Als Peter nun eine der Schildkröten auf seine Hand setzt, sehen sie, dass sie nicht größer als sein Daumen ist.
Auch bemerken die Drei nun die Seevögel, die sich langsam genähert haben und schon auf ihre Beute warten.
„Wir können heute Nacht nicht mehr viel tun," sagt Peter nun, „aber wir sollten die verirrten Schildkröten einsammeln, sonst werden die, die es nicht zum Meer schaffen, gleich von den Seevögeln gefressen".
„Also, dann lasst uns anfangen", sagt Sebastian und während nun Peter den Sand mit der Taschenlampe ausleuchtet, sammeln Tim und Sebastian die kleinen Schildkröten in einem großen Korb ein. Sie sind sehr vorsichtig, denn die kleinen Panzer sind noch ganz weich. Nach getaner Arbeit tragen sie den Korb hinauf in die Surfschule.
Peter bläst ein Kinderschlauchboot auf und fordert

die Jungen auf, Wasser aus dem Meer zu holen. Sebastian und Tim nehmen die Taschenlampe und Eimer und machen sich wieder auf den Weg zum Strand.
Als sie zurückkommen, hat Peter das Boot aufgestellt und ein paar große Steine hineingelegt. Dann gießt er das Wasser dazu und anschließend setzen sie gemeinsam die kleinen Schildkröten aus dem Korb in das Schlauchboot.
„Ich werde sie drei Tage hier behalten, damit ihre Panzer härter werden", sagt Peter. „Morgen früh hole ich ein paar Algen und Pflanzen aus dem Meer, damit sie etwas zu essen haben. Wie viele sind es denn, habt ihr schon gezählt?"
„Ja, 63!", rufen Sebastian und Tim wie aus einem Mund.
„Was machst du in drei Tagen mit ihnen?", fragt Sebastian.
„Ich fahre mit dem Motorboot aufs Meer hinaus und setze sie ins Wasser," antwortet Peter. „Wenn ihr Lust habt, könnt ihr ja mitkommen!"
„Na klar! Das ist unser letzter Ferientag, da kommen wir ganz sicher mit!" Sebastian und Tim sind begeistert.
Drei Tage später kommen Sebastian und Tim wie verabredet zur Surfschule, um mit Peter und den kleinen Schildkröten aufs Meer hinaus zu fahren. Die Schildkröten sind munter und paddeln in dem Schlauchboot herum, als die beiden die Surfschule betreten.
„Ihre Panzer sind in den letzten Tagen härter geworden", sagt Peter. „Nun haben sie eine größere Chance zu überleben und nicht gleich von den Vögeln gefressen zu werden. Alle werden es wohl trotzdem nicht schaffen, da es auch größere Fische gibt, die gerne kleine Schildkröten fressen."
„Das ist nicht fair.", sagt Sebastian wütend.
„Das ist aber die Natur!", sagt Peter. "Stell dir vor, wie viele Schildkröten es gäbe, wenn die Natur es

nicht so einrichten würde. Ich kann verstehen, dass es dir Leid tut, bei dem Gedanken, das einige von ihnen gefressen werden, aber daran ist nichts zu ändern, und was wir für sie tun konnten, das haben wir getan. Und nun los, lasst uns mit dem Boot rausfahren!"

Sie legen die Schildkröten vorsichtig in den grossen Korb zurück und tragen ihn gemeinsam zum Boot.

Peter fährt ziemlich weit aufs Meer hinaus, damit die kleinen Schildkröten nicht mit der nächsten Welle wieder an den Strand gespült werden.

Das Meer ist ruhig heute und das Boot schaukelt nur ein wenig, als Peter anhält. „So Jungs, dann fangt mal an!"

Sebastian und Tim nehmen nun jede Schildkröte einzeln und setzten sie ins Wasser. Es sieht lustig aus, diese kleinen Köpfe, die da aus dem Wasser schauen. Bald tauchen die kleinen Schildkröten eine nach der anderen ab und verschwinden unter der Wasseroberfläche.

Sebastian, Tim und Peter schauen ihnen noch nach, bis sie nicht mehr zu sehen sind. Dann lässt Peter den Motor an und sie fahren in die andere Richtung zum Strand zurück.

Als Sebastian und Tim an diesem Abend in ihren Betten liegen, können sie zuerst gar nicht einschlafen.

„Morgen fliegen wir wieder nach Hause, freust du dich schon?" fragt Tim seinen Freund.

„Irgendwie schon und irgendwie auch nicht.", sagt Sebastian. „Es war schon ein toller Urlaub und von mir aus können wir noch einige Zeit hier bleiben. Auf der anderen Seite freue ich mich aber auch auf zu Hause, auf meine Freunde, denen ich von unserem Urlaub erzählen kann und auf meine Großeltern. Mein Opa will noch mit mir zum Angeln gehen, wenn wir zurück sind!" „Mir geht's genauso!", antwortet Tim. „Aber ich werde meine

Eltern fragen, ob wir in den nächsten Sommerferien wieder hier auf Kreta Urlaub machen können - kommst du mit?"
„Aber sicher.", sagt Sebastian und bald darauf sind die beiden Freunde auch schon eingeschlafen.

Und auch wir ruhen uns nun ein wenig aus. Wir machen es uns gemütlich und schließen nun unsere Augen.

Unsere Atmung ist ganz ruhig.

Der ganze Körper entspannt sich immer mehr und wird schwerer und schwerer.

Zuerst spüren wir wieder, wie einer unserer Arme schwer wird, immer schwerer und schwerer.

>Mein ganzer Arm ist ganz schwer.
>Mein ganzer Arm ist ganz schwer.
>Mein ganzer Arm ist ganz schwer.

Jetzt werden unsere beiden Arme schwer, immer schwerer und schwerer.

>Meine beiden Arme sind ganz schwer.
>Meine beiden Arme sind ganz schwer.
>Meine beiden Arme sind ganz schwer.

Und jetzt denken wir ganz fest:

>Meine beiden Arme sind ganz schwer.
>Meine beiden Arme sind ganz schwer.
>Meine beiden Arme sind ganz schwer.

Nun werden unsere beiden Beine ganz schwer, immer schwerer und schwerer.

> Meine beiden Beine sind ganz schwer.
> Meine beiden Beine sind ganz schwer.
> Meine beiden Beine sind ganz schwer.

Und jetzt denken wir ganz fest:

> Meine beiden Beine sind ganz schwer.
> Meine beiden Beine sind ganz schwer.
> Meine beiden Beine sind ganz schwer.

Nun wir mein ganzer Körper schwer, immer schwerer und schwerer.

> Mein Körper ist ganz schwer.
> Mein Körper ist ganz schwer.
> Mein Körper ist ganz schwer.

Wir spüren nun auch wieder die Wärme in unserem Körper, angenehm warm ist es, es wird wärmer und wärmer, strömend warm.

> Mein ganzer Arm ist warm.
> Mein ganzer Arm ist warm.
> Mein ganzer Arm ist warm.

Jetzt werden unsere beiden Arme ganz warm, immer wärmer und wärmer.

> Meine beiden Arme sind ganz warm.
> Meine beiden Arme sind ganz warm.
> Meine beiden Arme sind ganz warm.

Und jetzt denken wir ganz fest:

> Meine beiden Arme sind ganz warm .
> Meine beiden Arme sind ganz warm.
> Meine beiden Arme sind ganz warm.

Nun werden unsere beiden Beine warm, immer

wärmer und wärmer.

>Meine beiden Beine sind ganz warm.
>Meine beiden Beine sind ganz warm.
>Meine beiden Beine sind ganz warm.

Und jetzt denken wir wieder ganz fest:

>Meine beiden Beine sind ganz warm.
>Meine beiden Beine sind ganz warm.
>Meine beiden Beine sind ganz warm.

Nun wird mein ganzer Körper warm, immer wärmer und wärmer.

>Mein Körper ist ganz warm.
>Mein Körper ist ganz warm.
>Mein Körper ist ganz warm.

Wir sind ganz ruhig und entspannt und fühlen uns ganz schwer, warm und wohl.

2.3 Geschwister – Die Geschichte von Sabine und Thomas

Thomas und Sabine sind Geschwister. Thomas ist 11 und Sabine 7 Jahre alt. Sie haben unterschiedliche Interessen, andere Freunde und verschiedene Ansichten - und sie können sich absolut nicht leiden. Davon sind sie zumindest überzeugt.
Thomas gehen kleine Mädchen auf die Nerven, sie kichern nur herum, spielen mit ihren heiß geliebten Puppen und überhaupt scheinen sie in einer anderen Welt zu leben.
Sabine wiederum findet Thomas doof. Er tut immer so wichtig und erwachsen, kommandiert sie immer herum und spielt nie mit ihr.
Also kurz und gut, die beiden kommen einfach nicht miteinander aus.
Dass sich dieser Zustand jemals ändern könnte, hätten die beiden niemals geglaubt - und doch war es so.
Der Montagmorgen begann eigentlich wie jeder Morgen. Thomas und Sabine stritten, wer als Erster ins Bad durfte und Thomas gewann schließlich, weil er seine Schwester zur Seite schubste und ihr die Tür vor der Nase zuschlug. Und wie immer, wenn das passierte, rief Sabine nach der Mutter.
„Mami, Mami, der Blödmann hat mich geschubst und jetzt bleibt er bestimmt wieder eine halbe Stunde im Bad!", rief sie empört.
Die Mutter stand in der Küche und packte gerade die Pausenbrote für ihre Kinder ein.
„Thomas, beeile dich und trödle nicht so lange im Bad.", rief sie nach oben.
Thomas hatte sich inzwischen gewaschen, seine morgendliche Katzenwäsche, wie Mama das nannte, und seine Zähne geputzt. Eigentlich hätte er das Bad jetzt wieder verlassen können, aber um Sabine zu ärgern, blieb er noch ein paar Minuten auf dem Badewannenrand sitzen und schaute dabei aus dem

Fenster. Als er meinte, er wäre nun lange genug im Bad gewesen, öffnete er die Tür. Sabine starrte ihn wütend an. Thomas grinste nur und ging in sein Zimmer, um sich anzuziehen.

Zehn Minuten später saßen die beiden bei ihrem Frühstück in der Küche. Hinter dem Rücken der Mutter machte Sabine Grimassen.

„Mama, Sabine hat mir einen Vogel gezeigt.", jammerte Thomas.

„Jetzt gebt doch endlich einmal Ruhe, ihr Streithähne.", sagte die Mutter entnervt. „Jeden Tag dasselbe Theater mit euch beiden! Zieht jetzt eure Ja-cken an, ihr müsst los!"

Thomas rannte in den Flur und machte schnell noch einen Knoten in Sabines Jackenärmel, bevor er seine Jacke anzog und schnell das Haus verließ, damit er nicht mit seiner kleinen Schwester zur Schule gehen musste. Das war ihm nämlich immer besonders peinlich, wenn er auf dem Schulweg seine Freunde traf und sie sahen, das er mit diesem Winzling (so nannte er Sabine im Stillen) unterwegs war.

Sabine zog unterdessen ihre Jacke an, was natürlich etwas dauerte, da sie erst den Knoten aus ihrem Ärmel fummeln musste.

„Mama, Thomas hat mir einen Knoten in den Ärmel gemacht, und außerdem ist er schon weg!"

„Sabine, lass dich doch nicht immer ärgern", sagte die Mutter und war froh, als ihre Quälgeister aus dem Haus waren. Ich werde noch einmal mit Thomas reden müssen, dachte sie bei sich, er soll doch seine Schwester nicht allein über die Hauptstraße gehen lassen. Sie schaute aus dem Küchenfenster und sah Sabine nun die Straße heruntergehen. Sie sah ein bisschen traurig aus, diese kleine Gestalt im roten Anorak. Ich verstehe die Kinder nicht, dachte die Mutter, es sind doch Geschwister und ich habe sie beide gleichermaßen lieb. Warum müssen sie sich nur andauernd streiten?

Thomas war inzwischen an der Hauptstraße angekommen und überlegte einen Augenblick, ob er auf Sabine warten sollte. Ach Quatsch, dachte er bei sich, die ist ja kein Baby mehr und kann auch mal alleine über die Straße gehen. Er überquerte schnell die Straße. Auf der anderen Seite traf er seinen Kumpel Michael und schon hatte er seine Schwester wieder vergessen.

Und als die Schule aus war, hatte er auch vergessen, dass er eigentlich auf Sabine warten sollte, um sie nach Hause zu bringen. Er trödelte mit Michael auf dem Heimweg noch etwas herum, und ging schließlich nach Hause.

Thomas und Sabine besuchten eine Ganztagsschule, weil ihre Mutter wieder arbeitete. In einer Ganztagsschule bekommen die Kinder auch Mittagessen und machen danach gleich ihre Hausaufgaben. Um vier Uhr können sie dann nach Hause gehen. Die Mutter von Thomas und Sabine kommt um sechs Uhr nach Hause, sodass die beiden am Nachmittag zwei Stunden alleine sind.

Zu Hause angekommen schaltete Thomas den Fernseher an, und weil der Film so spannend war, vergaß er die Zeit und wunderte sich gar nicht, dass seine Schwester nicht da war. Im Gegenteil, er genoss die Ruhe, sich einen Film anschauen zu können, ohne das Sabine ihn dauernd etwas fragte.

Und plötzlich war es sechs Uhr und die Mutter kam von der Arbeit zurück. „Na, mein Junge, wie war dein Tag?", fragte sie Thomas.

Thomas erzählte von seinem Zweier in Mathe und das er im nächsten Schuljahr vielleicht zum Klassensprecher gewählt werden würde.

„Na, das wäre ja prima", freute sich die Mutter. „Das ist eine Position mit sehr viel Verantwortung, glaubst du, du kommst damit zurecht?"

„Aber sicher, Mama, ich kann schon Verantwortung übernehmen", sagte Thomas sicher.

„Ist Sabine in ihrem Zimmer?", fragte die Mutter,

während sie in die Küche ging, um die Einkäufe auszupacken.
„Ach du heiliger Strohsack!", rief Thomas.
„Was ist denn?", fragte die Mutter und schaute ins Wohnzimmer, wo Thomas jetzt wie angewurzelt auf dem Sofa saß und sie erschrocken anstarrte.
„Ich habe Sabine völlig vergessen", musste er beschämt zugeben.
„Soll das etwa heißen, du bist nicht mit deiner Schwester nach Hause gekommen?", fragte die Mutter ängstlich.
„Nein, ich bin mit Michael gegangen und dabei habe ich ganz vergessen, dass ich Sabine mitnehmen muss", meinte Thomas und fühlte sich nun gar nicht mehr wohl in seiner Haut.
„Es ist schon halb sieben, draußen ist es dunkel und du weißt nicht, wo deine kleine Schwester ist?" Thomas Mutter wurde langsam wütend.
„Ich werde sie sofort suchen", rief er, rannte in den Flur, zog schnell seine Jacke an und verließ eilig das Haus. Er ging als erstes zu Sabines Lieblingsspielplatz in der Nähe, aber dort war sie nicht. Dann versuchte er es bei Sabines Freundin Claudia, aber da war sie auch nicht. Allmählich bekam er es mit der Angst zu tun, als er so allein durch die dunklen Straßen ging, und überlegte, wo seine kleine Schwester nur sein könnte.
Er schämte sich, dass er sie vergessen hatte und auch dafür, dass er sie immerzu ärgerte. Wenn ich sie finde, werde ich mich bessern, nahm er sich im Stillen fest vor. Aber er fand sie nicht.
Als er eine Stunde später nach Hause kam, war sein Vater auch da und stand neben seiner Mutter, die am Küchentisch saß und weinte. „Wir haben schon überall angerufen, aber niemand weiß, wo unsere Sabine ist", sagte der Vater traurig.
Thomas war froh, dass er nicht ausgeschimpft wurde, aber das hätte ja jetzt auch keinen Zweck mehr und davon würde Sabine wohl auch nicht

wieder auftauchen.
Als sie alle so ratlos und traurig in der Küche saßen, klingelte das Telefon.
Thomas sprang auf und riss den Hörer von der Gabel. „Ja, hallo", rief er aufgeregt in den Hörer.
„Nun schrei doch nicht so, schließlich bin ich ja noch nicht taub", sagte seine Oma am anderen Ende der Leitung.
„Oma", rief Thomas, „Sabine ist verschwunden!"
„Wie? Verschwunden, so ein Blödsinn", sagte die Oma nun etwas ungeduldig, „Sabine ist doch bei mir. Sie hat mich besucht, um sich die Katzenbabies von meiner Minka anzuschauen und ich wollte fragen, ob du sie jetzt abholen kannst. Schließlich ist es ja schon dunkel und da will ich das Kind nicht alleine nach Hause schicken."
Thomas verschlug es die Sprache vor Freude, dass seine kleine Schwester wohlauf war.
„Thomas, Thomas hörst du mir auch zu?", rief die Oma nun durch die Leitung.
„Ja, ja, Oma, ich habe dich gehört, ich komme sofort!", rief Thomas. Er war erleichtert. Er zog seine Jacke an und rief seinen Eltern zu: „Mama, Papa, ich hole Sabine ab, sie ist bei der Oma". Schon war er draußen.
„Dass wir darauf nicht gekommen sind", sagte Thomas Mutter, „überall habe ich angerufen, nur bei Oma nicht." „Jetzt wissen wir ja, wo sie ist, du brauchst dir keine Sorgen mehr zu machen", sagte der Vater erleichtert und machte wieder ein glückliches Ge-sicht.
Thomas rannte so schnell er konnte den ganzen Weg zu Omas Haus. Er wusste nicht einmal, warum er sich so beeilte, schließlich wusste er ja jetzt, wo seine Schwester sich aufhielt. Als er bei ihrem Haus ankam, erwartete ihn seine Oma schon an der Tür.

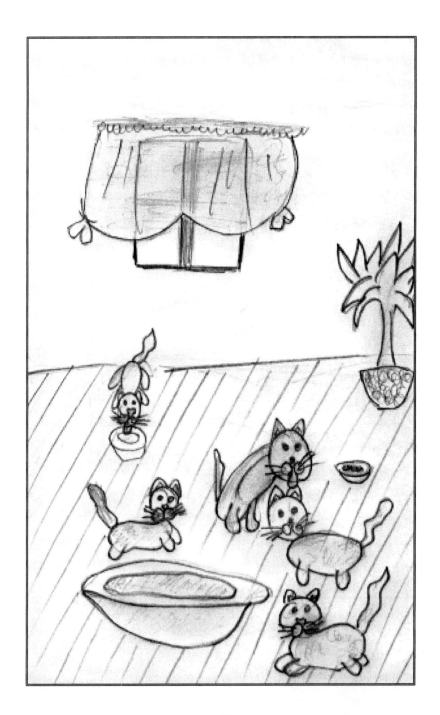

„Na, mein Junge, du hast dich aber beeilt. Kannst es wohl gar nicht erwarten, deine Schwester zu sehen, was?", fragte sie mit einem Lächeln.
„Ach Quatsch", murmelte Thomas verlegen und ging ins Haus. Aber als er seine kleine Schwester auf dem Boden im Wohnzimmer sitzen sah, umgeben von lauter winzigen Kätzchen, wurde ihm für einen Moment richtig warm ums Herz und er war unglaublich froh, sie zu sehen.
„Schau nur Thomas, wie niedlich", sagte Sabine, und hielt ihm eines der Katzenkinder entgegen.
Thomas lächelte seine Schwester an - was Sabine sehr erstaunte - aber sie hielt ihren Mund und stand nur auf, um ihre Jacke anzuziehen.
Als Thomas aber dann vor der Tür auch noch ihre Hand nehmen wollte, sagte sie etwas ungeduldig: „Hey, lass den Blödsinn, ich kann alleine gehen, bin doch kein Baby mehr!"
„Hast ja recht", sagte Thomas und gemeinsam machten sie sich auf den Heimweg.
Zu Hause angekommen wurden sie von den Eltern erwartet und erst einmal ganz lieb gedrückt. Dann unterhielten sich die Vier noch einmal über das, was geschehen war.
Sabine begriff, dass es wichtig ist, Bescheid zu sagen, wenn sie nicht nach Hause kam, Thomas sah ein, dass er nicht nur als Klassensprecher Verantwortung haben würde, sondern auch seine Schwester nach der Schule nach Hause bringen musste.
Sie aßen - heute etwas verspätet, gemeinsam zu Abend und dann schickten die Eltern Sabine und Thomas nach oben, wo sie sich fürs Bett fertig machen sollten.
„Willst du zuerst ins Bad?", fragte er seine Schwester.
„Bist du krank, oder weshalb darf ich plötzlich zuerst ins Bad?", fragte sie ihren Bruder.

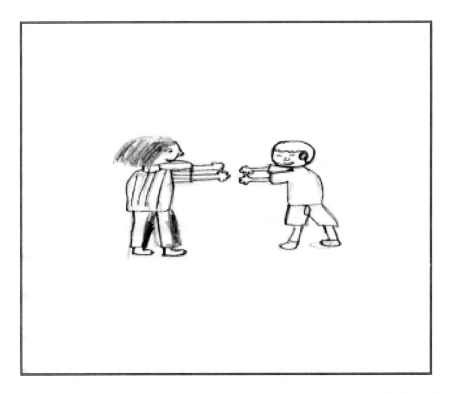

„Werde ja nicht frech", sagte Thomas und beide starrten sich schon wieder an.

Plötzlich fing Sabine an zu lachen und Thomas stimmte ein. Sie hatten doch etwas gelernt, an diesem aufregenden Tag, und das sollte nun auch eine Weile anhalten.

Natürlich stritten sich die beiden immer noch ab und zu, aber sie gaben auch mal nach.

Und wenn Sabine Thomas mal wieder sehr auf die Nerven ging, erinnerte er sich daran, wie er sie gesucht hatte und wie es wohl ohne sie sein würde - und das wäre auch nichts, denn dann hätte er ja niemanden mehr, mit dem er so schön zanken könnte!

Und während Sabine und Thomas sich nun zufrieden in ihre Betten kuscheln, machen wir es uns auch gemütlich.

Wir schließen nun unsere Augen und ruhen uns ein wenig aus.

Unsere Atmung ist ganz ruhig. Der ganze Körper entspannt sich immer mehr und wird schwerer und schwerer.

Zuerst spüren wir wieder, wie einer unserer Arme schwer wird, immer schwerer und schwerer.

    Mein ganzer Arm ist ganz schwer.
    Mein ganzer Arm ist ganz schwer.
    Mein ganzer Arm ist ganz schwer.

Jetzt werden unsere beiden Arme schwer, immer schwerer und schwerer.

    Meine beiden Arme sind ganz schwer.
    Meine beiden Arme sind ganz schwer.
    Meine beiden Arme sind ganz schwer.

Und jetzt denken wir ganz fest:

    Meine beiden Arme sind ganz schwer.
    Meine beiden Arme sind ganz schwer.
    Meine beiden Arme sind ganz schwer.

Nun werden unsere beiden Beine ganz schwer, immer schwerer und schwerer.

    Meine beiden Beine sind ganz schwer.
    Meine beiden Beine sind ganz schwer.
    Meine beiden Beine sind ganz schwer.

Und jetzt denken wir ganz fest :

    Meine beiden Beine sind ganz schwer.
    Meine beiden Beine sind ganz schwer.
    Meine beiden Beine sind ganz schwer.

Nun wird unser ganzer Körper schwer, immer schwerer und schwerer.

       Mein Körper ist ganz schwer.
       Mein Körper ist ganz schwer.
       Mein Körper ist ganz schwer.

Wir spüren nun auch wieder die Wärme in unserem Körper, angenehm warm ist es, es wird wärmer und wärmer, strömend warm.

       Mein ganzer Arm ist warm.
       Mein ganzer Arm ist warm.
       Mein ganzer Arm ist warm.

Jetzt werden unsere beiden Arme ganz warm, immer wärmer und wärmer.

       Meine beiden Arme sind ganz warm.
       Meine beiden Arme sind ganz warm.
       Meine beiden Arme sind ganz warm.

Und jetzt denken wir ganz fest :

       Meine beiden Arme sind ganz warm.
       Meine beiden Arme sind ganz warm.
       Meine beiden Arme sind ganz warm.

Nun werden unsere beiden Beine warm, immer wärmer und wärmer.

       Meine beiden Beine sind ganz warm.
       Meine beiden Beine sind ganz warm.
       Meine beiden Beine sind ganz warm.

Und jetzt denken wir wieder ganz fest :

> Meine beiden Beine sind ganz warm.
> Meine beiden Beine sind ganz warm.
> Meine beiden Beine sind ganz warm.

Nun wird unser ganzer Körper warm, immer wärmer und wärmer.

> Mein Körper ist ganz warm.
> Mein Körper ist ganz warm.
> Mein Körper ist ganz warm.

Wir sind ganz ruhig und entspannt und fühlen uns ganz schwer, warm und wohl.

2.4 Tina, Christian und die Eisbären

Tina und Christian sind Freunde. Vielleicht haben sie sich auch ein bisschen lieb, aber wie viel wissen sie noch nicht so genau, da sie sich erst kennen gelernt haben. Christian - seine Freunde nennen ihn Chris - wohnt in einem kleinen, verschlafenen Dorf in Tirol, in der Nähe von Innsbruck. Tina wohnt in einer Stadt in Deutschland und deshalb können sich die beiden Freunde nicht sehr oft sehen.
Es ist April - Frühling - die Blumen und Bäume fangen nach ihrem Winterschlaf wieder an zu blühen, die Wiesen werden wieder grün und auf den Bergen in Tirol schmilzt der Schnee.
Tina beschließt, ihren Freund Chris zu besuchen.
Mit dem Zug ist es eine lange Fahrt, aber ein paar Zeitungen und die Vorfreude auf Christian und ihre gemeinsamen Ferien vertreiben ihr die Zeit.
Im Zug ist es nicht sehr voll und so hat sie fast die ganze Fahrt über ein Abteil für sich allein. Wenn es ihr zu langweilig wird, geht Tina ein wenig durch die Gänge oder in den Speisewagen um sich etwas zu Essen und zu Trinken zu holen.
Als der Zug in den Hauptbahnhof in Innsbruck einfährt, ist sie sehr aufgeregt.
Chris und Tina haben sich in den Osterferien erst kennen gelernt und sich seither nicht mehr gesehen. Er hat mit seinen Eltern im gleichen Hotel Urlaub gemacht, in dem sie mit ihren Eltern wohnte.
Nach einigem Hinundhertelefonieren der Eltern, bekam sie nun die Erlaubnis, allein mit dem Zug nach Österreich zu fahren, um Christian und seine Eltern zu besuchen.
Der Zug hält an und Tina sieht ihren Freund mit seinem Vater am Bahnsteig stehen. Ihr Herz macht einen freudigen Luftsprung, als sie auf die beiden zugeht, um sie zu begrüßen. Sie holen gemeinsam ihren Koffer, den ihre Eltern in Deutschland aufgegeben haben und machen sich auf den Weg in

das kleine Dorf, in dem Chris mit seinen Eltern wohnt. Die Gegend, durch die sie fahren, ist sehr schön, bergig und grün.

Als sie mit dem Wagen vor dem Haus ankommen, steht Christians Mutter schon vor der Tür, um sie zu begrüßen und Tina fühlt sich durch diesen herzlichen Empfang gleich wie zu Hause. Sie bekommt ein Gästezimmer für sich allein und während sie ihren Koffer auspackt, erzählt sie ihrem Freund alle Neuigkeiten der letzten Wochen. Auch Chris hat ihr viel zu erzählen und so sind sie sich gleich wieder vertraut.

„Morgen fahren wir mit meinem Vater nach Innsbruck, ich muss dort etwas abholen", sagt er geheimnisvoll.

„Was musst du abholen", fragt Tina, aber er meint nur, sie solle sich überraschen lassen. Nach dem Abendessen machen die beiden noch einen Spaziergang durch das Dorf und Chris erzählt seiner Freundin etwas über dessen Bewohner und ihre Eigenheiten. Die meisten Menschen, die hier wohnen, kennen sich schon ihr Leben lang, nur er und seine Eltern sind erst vor einem Jahr aus der Großstadt hergezogen. Aber da die Leute hier sehr freundlich und offen sind, haben sie sich schnell eingelebt.

„Jetzt sag doch endlich, was musst du denn Morgen in Innsbruck abholen, fragt Tina ihren Freund, als sie durch die Straßen gehen.

„Meinen Eisbären", antwortet Chris, und grinst.

„Ach Blödsinn", meint Tina, „in Tirol ist es zwar im Winter sehr kalt, aber hier gibt es doch keine Eisbären."

„Wart's nur ab", antwortet Chris und geht nicht weiter auf das Thema ein.

Am nächsten Morgen ist Tina schon sehr gespannt, was das mit dem Eisbären wohl auf sich hat. Der Himmel ist trüb, als sie mit Christians Vater nach Innsbruck fahren. „Es sieht ganz nach Regen aus",

meint der Vater, „hoffentlich haben wir Glück!"
Tina sagt nichts und schaut sich während der Fahrt wieder die Landschaft an. Christians Vater fährt einen sehr kleinen Wagen, einen Fiat, weshalb Tina auf der Rückbank die Beine ganz schön anziehen muss.
Bald sind sie in Innsbruck angekommen und der Vater hält den Wagen auf dem Parkplatz eines großen Einkaufszentrums.
Sie steigen aus und betrachten sich zuerst die Schaufensterauslagen. Da der Winter vorbei ist, wurden die Fenster schon für das Frühjahr umdekoriert. Die Drei betreten den großen Laden und Chris geht zielstrebig in die Sportabteilung.
Also jetzt verstehe ich gar nichts mehr, denkt Tina, als er zu ihr sagt, sie solle mit ihm und dem Verkäufer in das Lager der Abteilung gehen.
Das Warenlager ist ein sehr großer Raum, in der auch die Winterdekoration der Schaufenster untergebracht ist. Und ganz hinten, in einer Ecke, steht er dann - Christians Eisbär!
Er ist sehr groß, bestimmt so hoch wie Christians Vater und wunderschön anzusehen. Sein Körper ist aus Styropor und Fieberglas nachgebaut und er sieht aus, wie ein lebendiger Eisbär.
„Mann, ist der klasse", ruft Tina und Chris ist mächtig stolz.
„Den habe ich im Winter im Schaufenster gesehen, als mein Vater mir neue Skier gekauft hat", erzählt er seiner Freundin. Schon damals haben wir mit dem Geschäftsführer ausgehandelt, dass mein Vater ihn kaufen kann, wenn sie ihn hier für das Schaufenster nicht mehr brauchen.
„Der sieht wirklich klasse aus", sagt Tina, und so echt, und gibt ihrem Freund ganz spontan einen dicken Kuss auf die Wange. „Aber wie wollt ihr diesen riesigen Bären in euer kleines Auto kriegen, der passt doch niemals dort hinein."

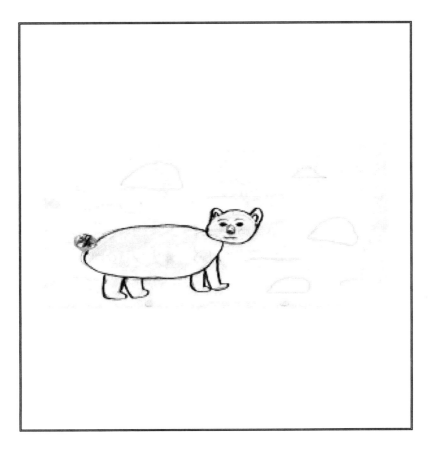

„Ach, das geht schon", antwortet Chris, „wir machen einfach das Schiebedach auf und stecken ihn von oben durch."
„Na, hoffentlich regnet es nicht", meint Tina. „Wird schon schief gehen", antwortet er, und man kann ihm ansehen, wie sehr er sich freut.
Sie heben den Eisbären hoch und tragen ihn gemeinsam zum Auto. Christians Vater hat inzwischen das Schiebedach des Fiat aufgemacht und wartet schon auf sie. Gemeinsam schieben sie vorsichtig den Eisbären durch das Dach in den Wagen. Und tatsächlich, es passt.
Tina schiebt sich wieder auf die Rückbank und auch Chris und sein Vater müssen mit ihren Sitzen

ganz nach vorne, damit der Eisbär Platz hat.
Langsam fahren sie nun in Richtung Innenstadt.
In der Stadt sind viele Menschen zum Einkaufen oder Bummeln und jeder, der den kleinen Fiat mit dem riesigen Eisbären, der aus dem Dach hervorschaut, sieht, lächelt Chris, seinem Vater und Tina freundlich zu. Manche schütteln auch nur den Kopf und wundern sich über diese seltsame Gesellschaft, aber die meisten haben Spaß daran.
„Seht ihr, so einfach ist es, anderen Menschen eine kleine Freude zu machen", sagt Christian, „jetzt haben wir schon so viele Menschen zum Lachen gebracht, die wir nicht einmal kennen!"
Zuerst hatte Tina sich ja schon ein wenig merkwürdig gefühlt, in diesem winzigen Wagen mit dem großen Eisbären, zumal jeder geschaut hat, aber inzwischen hat auch sie ihren Spaß daran und kann sich richtig mitfreuen.
Zu Hause angekommen, nehmen die Drei den Eisbären vorsichtig aus dem Wagen und tragen ihn gemeinsam die Treppen hoch. Der Hausflur ist recht schmal und sie müssen aufpassen, dass der Eisbär nirgendwo anschlägt.
„Wo willst du ihn denn hinstellen", fragt Tina ihren Freund.
„In mein Schlafzimmer, ans Fenster." Chris ist zufrieden, dass sie gut mit dem Bären angekommen sind. Er sammelt nämlich Eisbären und hat schon einige Exemplare aus Plüsch in seinem Zimmer am Fenster stehen.
„Und wenn du willst, kannst du heute Nacht bei mir und meinem Eisbären schlafen, bietet er Tina an."
Gesagt, getan.
Als es Zeit zum Schlafengehen ist, machen sie es sich in Christians Zimmer gemütlich. Ein warmes Licht beleuchtet den Eisbären, und es sieht aus, als ob er ihnen zulächelt.
Er ist wirklich sehr schön, murmelt Tina, bevor sie einschläft.

Er ist der schönste Eisbär der Welt, sagt Chris und schläft ebenfalls mit einem zufriedenen Lächeln ein.
Und auch wir machen es uns nun gemütlich, schließen unsere Augen und träumen ein wenig - vielleicht von einem wunderschönen, großen Eisbären?

Unsere Atmung ist ganz ruhig und gleichmäßig. Der ganze Körper entspannt sich immer mehr und wird ganz schwer - immer schwerer und schwerer.

Zuerst spüren wir wieder, wie einer unserer Arme schwer wird, immer schwerer und schwerer.

> Mein ganzer Arm ist ganz schwer.
> Mein ganzer Arm ist ganz schwer.
> Mein ganzer Arm ist ganz schwer.

Jetzt werden unsere beiden Arme schwer, immer schwerer und schwerer.

> Meine beiden Arme sind ganz schwer.
> Meine beiden Arme sind ganz schwer.
> Meine beiden Arme sind ganz schwer.

Und jetzt denken wir ganz fest:

> Meine beiden Arme sind ganz schwer.
> Meine beiden Arme sind ganz schwer.
> Meine beiden Arme sind ganz schwer.

Nun werden unsere beiden Beine ganz schwer, immer schwerer und schwerer.

> Meine beiden Beine sind ganz schwer.
> Meine beiden Beine sind ganz schwer.
> Meine beiden Beine sind ganz schwer.

Und jetzt denken wir ganz fest:

> Meine beiden Beine sind ganz schwer.
> Meine beiden Beine sind ganz schwer.
> Meine beiden Beine sind ganz schwer.

Nun wird mein ganzer Körper schwer, immer schwerer und schwerer.

> Mein Körper ist ganz schwer.
> Mein Körper ist ganz schwer.
> Mein Körper ist ganz schwer.

Wir spüren nun auch die Wärme in unserem Körper - angenehm warm ist es - strömend warm.

> Mein ganzer Arm ist ganz warm.
> Mein ganzer Arm ist ganz warm.
> Mein ganzer Arm ist ganz warm.

Jetzt werden unsere beiden Arme warm, immer wärmer und wärmer - strömend warm.

> Meine beiden Arme sind ganz warm.
> Meine beiden Arme sind ganz warm.
> Meine beiden Arme sind ganz warm.

Und jetzt denken wir ganz fest:

> Meine beiden Arme sind ganz warm.
> Meine beiden Arme sind ganz warm.
> Meine beiden Arme sind ganz warm.

Nun werden unsere beiden Beine warm, immer wärmer und wärmer.

> Meine beiden Beine sind ganz warm.
> Meine beiden Beine sind ganz warm.
> Meine beiden Beine sind ganz warm.

Und jetzt denken wir ganz fest:

>Meine beiden Beine sind ganz warm.
>Meine beiden Beine sind ganz warm.
>Meine beiden Beine sind ganz warm.

Nun wird mein ganzer Körper warm, immer wärmer und wärmer.

>Mein Körper ist ganz warm.
>Mein Körper ist ganz warm.
>Mein Körper ist ganz warm.

Wir sind ganz ruhig und entspannt und fühlen uns ganz schwer, warm und wohl.

3. Traumreisen für Kinder
Visualisierungsübungen für Kinder ab 8 Jahren

3.1 Einleitung

Dieses Kapitel enthält eigens für Kinder konzipierte Traumreisen.
Sie sollen das Kind an ruhige, entspannende Orte führen, an denen es einmal ganz für sich träumen und entspannen kann. An diesen Orten existiert eine Einsamkeit die keine Angst macht, sondern zu innerer Ruhe und Ausgeglichenheit verhilft. Orte, an denen es schwimmen, tauchen, fliegen und ruhen kann, gerade so, wie es ihm gefällt.
Beim Vorlesen sollte nach jedem Bindestrich eine kurze Pause und nach jedem Absatz einen Moment länger unterbrochen werden, damit die Sätze etwas „nachwirken" können und das Kind Zeit hat, sich die Bilder dazu vorzustellen.
Diese Traumreisen sollen nicht nur zu vermehrter Konzentration, innerer Ruhe, Ausgeglichenheit und Entspannung verhelfen, sondern auch dem Angstabbau sowie der Gesundheit und dem Selbstbewusstsein förderlich sein. Keine Angst mehr vor dem schwarzen Hund, vor dem Tauchen und dem Fliegen, vor dem Gefühl, einmal für sich zu sein, also allein zu sein.
Vom gesundheitlichen Aspekt habe ich an all die Kinder gedacht, die seit frühester Kindheit unter Asthma, Rheuma, Migräne und Neurodermitis leiden. Die integrierten Atemübungen, die visuelle Vorstellung des heilenden Meerwassers, die kühle Brise, die über die Stirn weht oder auch die warmen Sonnenstrahlen, die den Körper, die Arme und Beine erwärmen und die Schmerzen vertreiben, all diese Vorstellungen können zur Heilung beitragen. Ich rede hier von „Beitragen", nicht von „Wunderheilung"!

Psychosomatische Krankheiten beginnen immer im Kopf!

Mir ist durchaus klar, dass Sie, liebe Eltern, schon viele Wege gegangen sind, um Ihrem Kind zu helfen. Und deshalb kommt von mir nunmehr der „simple" Ratschlag - versuchen Sie es einfach mit den Traumreisen, suchen Sie die Passenden für Ihr Kind aus und lesen Sie die Ihrem Kind vor dem Einschlafen vor.

Träumen Sie mit, setzen Sie sich mit an den Strand, gehen Sie, tauchen oder fliegen Sie in einem Sportflugzeug über die Landschaft - Sie werden sehen, es macht Spaß!

Ich wünsche Ihnen und Ihrem Kind viel Freude, Entspannung und neue Energien mit den Traumreisen für Kinder.

3.2 Traumreisen zur Steigerung des Selbstbewusstseins und der Selbsterkenntnis

Das Baumhaus

Schließe nun deine Augen und stelle dir vor: Du stehst in einem wunderschönen, großen Garten.
-
Um dich herum siehst du bunte Blumen - sie duften herrlich.
-
Große, grüne Bäume stehen hier, und du suchst dir den schönsten davon aus.
-
Du hast Holz mitgebracht, Nägel, einen Hammer und all das Werkzeug, was du noch brauchst, um dir dein Baumhaus zu bauen.
-
Als Erstes machst du dir eine Zeichnung, stellst dir vor, wie dein Haus aussehen wird.
-
Wird es groß oder eher klein, gerade oder schief, ganz egal, es muss nicht perfekt sein.
-
Du beginnst zu hämmern, zu bauen, schlägst einen Nagel nach dem anderen in das Holz.
-
Möchtest du es in den unteren Ästen deines ausgewählten Baumes einrichten oder lieber etwas höher, damit es niemand sehen kann und du mit einer Leiter hinauf steigen kannst?
-
Soll es Fenster haben oder nur einen Eingang, durch den du hindurchpasst?
-
Es ist ganz allein dein Baumhaus und du entschei-

dest, wie es aussehen soll.
-
Du bist nun fertig, und schaust dir das Ergebnis an.
-
Du bist sehr stolz, so ein wunderschönes Baumhaus ganz alleine gebaut zu haben.
-
Nun hast du einen Platz für dich allein, an dem du ausruhen und nachdenken kannst.
-
Einen Ort, an dem dich niemand stört - dein Geheimnis, wenn du es niemandem sagen willst.
-
Du kannst nun dein Baumhaus einrichten, ganz wie es dir gefällt.
-
Vielleicht bringst du deine Lieblingsbücher hinauf oder ein paar Kissen und Decken, um es dir so richtig gemütlich zu machen.
-
Du schaust nun aus deinem Baumhaus über den Garten.
-
Du freust dich über diesen schönen Platz, der nur für dich bestimmt ist, dein kleines Reich.
-
Hierher kannst du dich nun immer zurückziehen, wenn du deine Ruhe haben willst, wenn du über ein Problem nachdenken musst, oder wenn du nur einfach so vor dich hinträumen willst.
-
Es geht dir gut, du bist stolz und glücklich über deinen neuen Besitz und genießt es, hier zu sitzen und deine Gedanken treiben zu lassen.

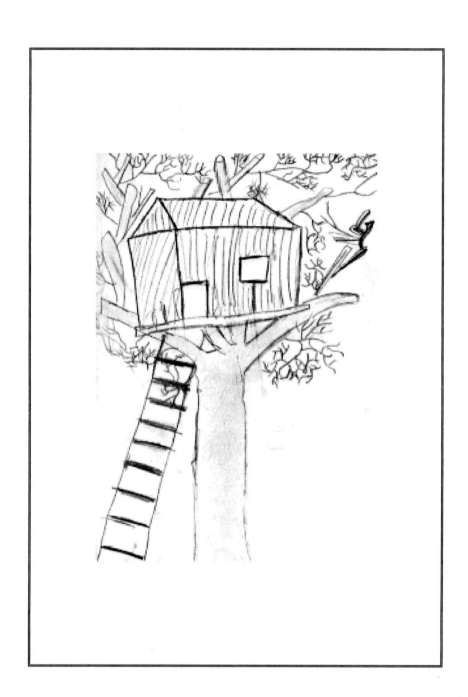

Das Traumschloss

Schließe nun deine Augen und stelle dir vor: Du gehst in einem wunderschönen Park spazieren.
-
Es ist Herbst und die Blätter der Bäume schimmern in den herrlichsten Farben in der Herbstsonne.
-
Es ist angenehm warm, die Luft ist klar und rein und du atmest ruhig und gleichmäßig.
-
Die Ruhe im Park tut dir gut, du hörst nur ein paar Vögel zwitschern.
-
Dein Spaziergang führt dich über eine große, grüne Wiese.
-
Das Gras ist kurz geschnitten und duftet herrlich.
-
Am Ende der Wiese siehst du, noch weit entfernt, ein wunderschönes Schloss.
-
Langsam gehst du darauf zu, und je näher du kommst, um so prächtiger sieht es aus.
-
Es ist dein Traumschloss, es gehört nur dir allein.
-
Du bewunderst dein Schloss, es ist so groß, prächtig und schön, und es ist deines, von dir in deinen Träumen erbaut.
-
Du bist der alleinige Herrscher auf deinem Schloss. Du kannst dort tun und lassen, was dir gefällt.
-
Ob du Freunde in dein Schloss einlädst, dort Tiere wohnen, die du besonders magst, oder ob du dich alleine dort ausruhst, es ist ganz allein deine Sache, du bestimmst es. -

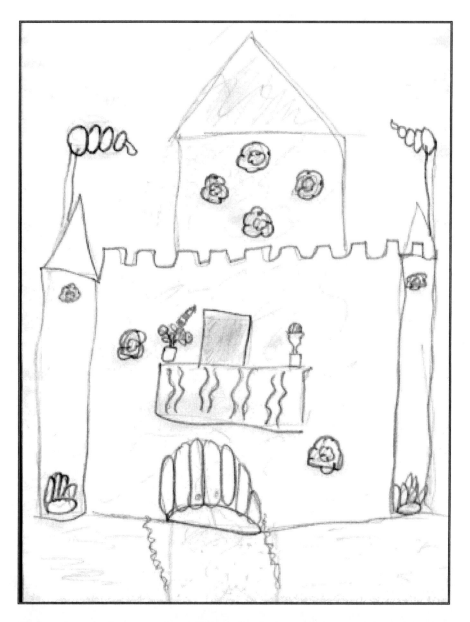

Das Gras ist angenehm weich und du legst dich hinein und betrachtest in aller Ruhe dein Traumschloss.

Du fühlst dich sehr wohl und bist glücklich über deinen Besitz - über dein Schloss, das genauso ist wie du - stark, einzigartig und schön.

-

Nachdem du eine Zeit lang so dagelegen hast, stehst du langsam auf und gehst über die Wiese deinen Weg zurück.

-

Du schlenderst noch ein wenig durch den herbstlichen Park und freust dich, so ein schönes Traumschloss zu besitzen.

-

Und immer, wenn du traurig oder auch wütend bist, wenn es dir einmal nicht so gut geht, dann gehst du durch den Park und betrachtest das Traumschloss.

-

Dann denkst du wieder daran, dass es ganz allein dir gehört und dass es so ist wie du. - Stark, einzigartig und wunderschön.

Blick in den Spiegel

Schließe nun deine Augen und stelle dir einmal vor: Du stehst vor einem großen Spiegel.

-

Du kannst dich ganz darin sehen, deinen Körper, dein Gesicht.

-

Ganz nah stehst du davor, betrachtest dich.

-

Du schaust in deine Augen, betrachtest deine Augenbrauen und deine Wimpern.

-

Dein Blick wandert über deine Nase zu deinem Mund.

-

Im Spiegel lächelst du dir zu. -

Du betrachtest nun dein ganzes Gesicht, deine Ohren, dein Haar.
-
Niemand auf der ganzen Welt sieht genauso aus wie du.
-
Niemand hat genau dasselbe Gesicht, mit den gleichen Merkmalen.
-
Du bist einzigartig auf dieser Welt, und es wird auch niemals wieder jemanden wie dich geben.
-
Auf diese Einzigartigkeit kannst du stolz sein.
-
Alles was du im Spiegel siehst, gehört zu dir, dir ganz allein.
-
Vielleicht fallen dir Ähnlichkeiten auf.
-
Vielleicht ist deine Nase der deines Vaters ähnlich und deine Augen, ähneln denen deiner Mutter.
-
Dennoch ist es dein Gesicht, deine Nase, deine Augen und dein Lächeln.
-
Alles passt zusammen, und alles zusammen bist du.
-
Dein Blick wandert weiter, betrachtet deinen Körper.
-
Auch dieser ist einzigartig auf dieser Welt, er gehört zu dir, zu deiner Person. - Niemand sonst hat dieselben Arme und Beine, Hände und Füße.
-
Und niemand sonst hat dieselbe Haut und denselben Bauch. -
Alles zusammen bist nur du und das macht dich zu etwas Besonderem. - Du kannst stolz darauf sein, du zu sein.

Der innere Spiegel

Schließe nun deine Augen und stelle dir einmal vor: Du hast einen inneren Spiegel, mit dem du in deine Seele schauen kannst.

-

Wer wohnt hier drinnen, wer bist du?

-

Sicher sind es viele Eigenschaften, die du siehst.

-

Wusstest du, dass deine Augen der Spiegel deiner Seele sind? Wenn du traurig bist, ist ihr Blick leer und sie füllen sich mit Tränen.

-

Wenn du fröhlich bist, ist ihr Blick strahlend und klar.

-

Wenn du ängstlich bist, ist ihr Blick erschrocken und weit.

-

Wenn du wütend bist, ist ihr Blick zornig und eng.

-

Deine Augen können zeigen, wie du dich fühlst und du kannst in den Augen anderer Menschen sehen, was sie gerade empfinden.

-

Wenn du jemanden lieb hast, ist ihr Blick freundlich und warm.

-

Wenn du jemanden nicht magst, ist ihr Blick abweisend und kalt.

-

All diese Gefühle sind wichtig und gehören genau so zu dir, wie deine Augen.

-

Und diese Gefühle zu zeigen ist wichtig, und nichts wessen du dich schämen müsstest.

-

Alles ist leichter und auch schöner, wenn du deine

Gefühle zeigst.

-

Deine Freude wird größer, weil sich jemand mit dir freut.

-

Deine Traurigkeit wird kleiner, weil sie jemand mit dir teilt.

-

Deine Angst und deine Wut werden weniger, weil du sie aussprechen kannst.

-

Du bist ein Ganzes, eine Einheit, bestehend aus einem Körper und einer Seele.

-

Wenn deinem Körper etwas fehlt, muss auch deine Seele etwas vermissen.

-

Und wenn deine Seele etwas vermisst, fehlt auch deinem Körper etwas.

-

Versuche, immer auf beides zu hören, dann wird es dir gut gehen.

3.3 Traumreisen für eine bessere Atmung (bei Asthma und Bronchitis), zur Erlangung der inneren Ruhe sowie bei Hauterkrankungen, Migräne und Rheuma

Am Strand

Schließ deine Augen und stell dir vor: Du bist am Meer.

-

Warst du schon einmal am Meer?

-

Hast du es schon einmal gesehen?

-

Du stehst am Strand - vielleicht setzt du dich auch in den warmen Sand - ganz wie du Lust hast.

-

Es ist schon später Nachmittag und die Sonne wird bald untergehen.

-

Dann sieht es fast so aus, als würde sie im Meer versinken

-

Das Meer ist ruhig, leise plätschern die Wellen an den Strand und kitzeln an deinen Füßen.

-

Du atmest ganz ruhig und gleichmäßig - ein- und aus, ein- und aus.

-

Du schaust auf das Meer hinaus, auf dieses herrliche Blau und siehst den Horizont.

-

Es sieht aus, als wäre dort die Erde zu Ende.

-

Du denkst an nichts Bestimmtes, genießt einfach nur die Ruhe und das leise Rauschen des Meeres.

-

Eine sanfte Brise weht über dein Gesicht, über dein Haar.
-
Die Luft ist frisch und etwas salzig.
-
Du atmest tief durch.
-
Etwas kitzelt an deiner Hand.
-
Du schaust nach unten und siehst einen kleinen Hund neben dir sitzen.
-
Er ist zerzaust, sein schwarzes, zotteliges Fell ist nass.
-
Er schaut mit hübschen, braunen Knopfaugen zu dir hoch.
-
Du kannst ihn streicheln, wenn du magst, er ist ganz friedlich.
-
Zusammen beobachtet ihr nun den Sonnenuntergang.
-
Dunkelrot versinkt die Sonne am Horizont und der ganze Himmel schimmert in einem warmen, roten Licht.
-
Der kleine Hund legt seinen Kopf auf deine Füße.
-
Er fühlt sich sehr wohl bei dir.
-
Auch du fühlst dich wohl, bist ganz ruhig und entspannt.
-
Du atmest die frische Luft ein und genießt diese Ruhe um dich herum.
-

Niemand, der dich stört, der nach dir ruft, der etwas von dir will.
-
Nur du und dieser kleine Hund, der - den Kopf auf deinen Füßen - eingeschlafen ist.
-
Du lässt den weichen, warmen Sand durch deine Finger rieseln - es ist ein schönes Gefühl.
-
Du findest eine schöne Muschel im Sand und schaust sie dir an.
-
Sie ist weiß und schimmert in der Abendsonne.
-
Du steckst sie in deine Hosentasche - als Erinnerung an das Meer, die Sonne, die Luft und den Sand.
-

Wenn die Geschichten oder Traumreisen nicht vor dem Einschlafen vorgelesen werden, empfiehlt sich folgende Rücknahme:

Du öffnest nun deine Augen - reckst und streckst dich ein wenig - atmest tief durch - und fühlst dich erfrischt und ausgeruht.

Tauchen - Unter dem Meer

Schließe nun deine Augen und stell dir vor: Du stehst am Strand, den Blick aufs Meer gerichtet.
-
Es ist warm und eine sanfte Brise weht vom Wasser zu dir herüber.
-
Du atmest ganz tief ein, bist ruhig und entspannt.
-

Heute möchtest du die Fische im Meer beobachten, hast deine Taucherbrille, deinen Schnorchel und deine Flossen mitgebracht.
-
Das Wasser ist ganz ruhig, ohne Wellen und die Sonne glitzert auf der Oberfläche.
-
Du ziehst deine Ausrüstung an und gehst langsam ins Wasser hinein.
-
Es ist angenehm warm auf deiner Haut.
-
Du genießt das Gefühl des Wassers um dich herum, deine Haut liebt das Salzwasser, es ist heilend und angenehm.
-
Langsam lässt du dich nun ganz ins Wasser gleiten, tauchst mit deinem Kopf ein wenig hinein.
-
Du steckst den Schnorchel in den Mund und atmest ruhig und gleichmäßig.
-
Jetzt legst du dich auf das Wasser, es trägt deinen Körper und du fühlst dich schwerelos, wie ein Astronaut im Weltall.
-
Die Sonne scheint warm, durch das Wasser hindurch, auf deinen Rücken.
-
Du fühlst dich leicht, warm und wohl.
-
Unter dir schwimmen kleine, bunte Fische - ein ganzer Schwarm.
-
Sie schimmern in vielen Farben, rot - gelb - blau - grün.
-
Du streckst deine Hand aus, um sie zu berühren und

der ganze Schwarm schwimmt für einen Moment auseinander.
-
Du atmest ruhig und gleichmäßig durch deinen Schnorchel, ein und aus - ein und aus.
-
Es gibt so vieles zu sehen - Seeigel, die bläulich schimmern, rote Korallen und noch mehr bunte Fische.
-
Eine wunderschöne, große, glänzende Meeresschildkröte schwimmt heran.
-
Sie lässt sich von dir den Kopf streicheln.
-
Du hältst dich an ihrem Panzer fest, und sie zieht dich durchs Wasser.
-
Du fühlst dich glücklich, hier in dieser anderen Welt, wo alles so ruhig und schwerelos ist.
-
Kleine und große Krebse krabbeln auf dem Meeresboden - Algen schwingen wie die Wellen hin und her - Muscheln in vielen Farben leuchten dir entgegen - wunderschön anzusehen.
-
Du hörst nur deinen gleichmäßigen und ruhigen Atem.
-
Langsam schwimmst du zum Ufer zurück, so lange, bis dein Körper schon den Sand berührt.
-
Du setzt dich am Ufer im Wasser noch ein wenig hin und lässt dir Zeit.
-
Dein Blick geht über das Meer und du freust dich, einige seiner Bewohner kennen gelernt zu haben.
-
Es wird kühler und du steigst aus dem Wasser, legst

deine Ausrüstung wieder ab und lässt dich in der Sonne trocknen.
-
Du bist ganz ruhig und entspannt, und fühlst dich ganz warm und wohl.

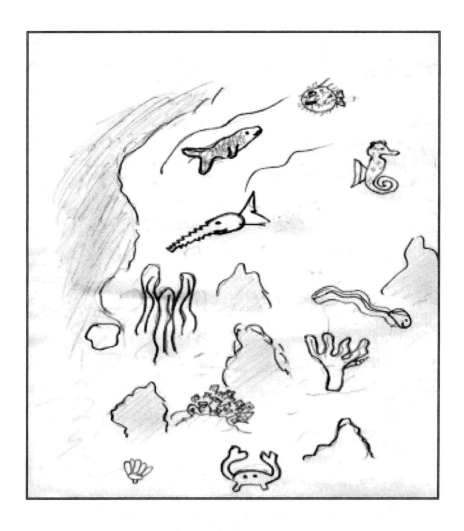

Kutschenfahrt im Winter

Schließe nun deine Augen und stelle dir vor: Es ist Winter und du bist in einem kleinen Dorf in den Bergen.
-
Überall liegt weicher, weißer Schnee - auf den Straßen, den Bäumen, den Häusern.
-
Auch die Bergwipfel sind mit Schnee bedeckt und es sieht fast so aus, als hätten sie weiße Zipfelmützen auf.
-
Es ist Abend und das Mondlicht lässt den Schnee glitzern.
-
Es sieht wunderschön aus, alles schneebedeckt.
-
Du ziehst dich warm an, deinen dicken Lieblingspullover, eine dicke Hose, deine Jacke und natürlich auch eine Mütze, einen weichen Schal und deine Handschuhe.
-
Du trittst aus dem Haus auf die Straße.
-
Du atmest die klare, kalte Winterluft ein und beim Ausatmen entstehen kleine Wölkchen in der Luft.
-
Eine Pferdekutsche wartet schon auf dich. -
Das Pferd ist groß und stark, wunderschön und dunkelbraun.
-
Die Kutsche hat anstelle von Rädern Kufen und sieht aus wie ein riesiger Schlitten.
-
Du steigst ein, machst es dir auf deinem Platz gemütlich und kuschelst dich in eine große, weiche Wolldecke. Dein bester Freund oder deine Freundin steigt nun zu dir in die Kutsche.

- Der Kutscher gibt dem Pferd einen Befehl und es trabt langsam los.
- Die Kufen gleiten über den Schnee und die Fahrt beginnt.
- Trotz der Kälte friert ihr nicht, ganz warm ist euch und ihr fühlt euch sehr wohl.
- Die Fahrt führt euch an einem kleinen Fluss vorbei. - das Wasser ist gefroren und kleine Eiszapfen glitzern im Mondlicht.
- Der Weg führt hinauf, die Straße ist steil und das kräftige Pferd zieht eure Kutsche langsam durch das Dorf.
- Straßenlaternen beleuchten den Weg und ihr schaut euch alles an. - Die Häuser, in denen ein warmes Licht brennt, die Büsche und Bäume, die Zweige schwer von Schnee.
- Die Straßen sind fast menschenleer, kein Auto weit und breit, das euer Pferd erschrecken könnte - nur wunderbare Stille ist um euch herum.
- Ihr fahrt weiter in die Berge hinein, in eine Landschaft, die mit einem riesigen Teppich aus Schnee bedeckt ist.
- In der Ferne seht ihr ein paar Rehe.
- Sie schauen neugierig zu euch herüber, betrachten eure Kutsche und das Pferd - doch nach einer Weile springen sie davon und verschwinden zwischen Bäumen.
- Die Kutsche wendet nun auf einem großen Platz

und fährt mit euch ins Dorf zurück.
-
Vor einem Haus seht ihr eine schwarze Katze, die vorsichtig durch den tiefen Schnee tapst und sich dabei immer wieder den Schnee von den Pfoten schüttelt.
-
Es sieht lustig aus, wie sie das tut, ein paar vorsichtige Schritte - schütteln - und wieder ein paar Schritte.
Die Luft ist wunderbar frisch und auch der Himmel ist ganz klar.
-
Wenn ihr nach oben schaut, könnt ihr die Sterne sehen - ein ganzes Sternenzelt über euch.
-
Langsam geht die Kutschenfahrt zu Ende und ihr kehrt zu eurem Haus zurück.
-
Ihr steigt aus und streichelt das Pferd, das eure Kutsche die ganze Zeit so brav gezogen hat und bedankt euch bei dem Kutscher für die schöne Fahrt. -

Ein schöner Abend geht zu Ende.

Mit einem Sportflugzeug fliegen

Schließe nun deine Augen und stelle dir vor: Du steigst in ein kleines Sportflugzeug.
-
Es ist hellblau, hat zwei Tragflächen und vorne einen Propeller.
-
Die Sitze sind sehr bequem. Du suchst dir einen Platz am Fenster und setzt dich hin.
-
Die Sonne scheint und der Himmel ist ganz klar,

bestes Wetter für deinen Flug.
-
Du schließt für einen Moment die Augen und lehnst dich in deinem Sitz zurück.
-
Du atmest ruhig und gleichmäßig, ein - und aus - ein - und aus.
-
Du freust dich darauf, dir die Stadt und die Landschaft einmal von oben anzuschauen.
-
Die Türen werden geschlossen und du schnallst dich in deinem Sitz an.
-
Der Pilot lässt die Motoren an und der Propeller fängt an, sich zu drehen.
-
Langsam rollt das kleine Flugzeug nun auf die Startbahn zu.
-
Der Pilot wartet noch einen Moment auf die Starterlaubnis.
-
Die Maschine rollt nun wieder an, sie wird schnell, immer schneller und schneller.
-
Du spürst, wie das Flugzeug nun langsam abhebt und wirst leicht in deinen Sitz gedrückt.
-
Ihr steigt nun in den Himmel hinauf - immer höher.
-
Du schaust aus dem Fenster und beobachtest, wie alles unter dir immer kleiner wird.
-
Es ist ganz ruhig und still hier oben, du hörst nur das leise Brummen der Motoren.
-
Du fühlst dich frei wie ein Vogel, der in den Lüften schwebt.

- Ganz ruhig bist du - ruhig und gelassen.
- Du siehst die Häuser deiner Stadt - nun ganz klein unter dir.
- Die Straßen sehen aus wie Linien und die Autos wie winzige Käfer.
- Ihr fliegt weiter, über die Stadt hinaus.
- Hier ist es grün und die Landschaft sieht aus wie ein großer, grüner Teppich.
- Das Flugzeug fliegt ganz ruhig, es gleitet durch ein paar kleine Wolken hindurch.
- Sie sehen aus wie aus Watte gemacht, so nah, dass du sie berühren könntest.
- Die Sonne glitzert durch dein Fenster, und scheint warm auf dein Gesicht.
- Du genießt diesen Flug, weit ab von der Erde, schwerelos und frei.
- Am Liebsten würdest du noch länger hier oben blei-ben, aber das Flugzeug setzt nun langsam wieder zur Landung an.
- Du siehst die Häuser wieder größer werden, erkennst wieder Menschen und Tiere.
- Das Flugzeug macht eine sanfte Landung und rollt auf der Landebahn aus.
- Du wartest, bis es wieder steht und öffnest deinen Gurt.
-

Die Türen öffnen sich und du steigst über eine kleine Treppe aus.
-
Du atmest tief ein und schaust dich um. - Du bist wieder auf der Erde.

Der Zauberwald

Schließe nun deine Augen und stelle dir einmal vor: Du stehst auf einer wunderschönen, großen, grünen Wiese.
-
Die Sonne scheint und es ist ein angenehm warmer Tag.
-
Du schaust in den blauen Himmel über dir - keine einzige Wolke ist zu sehen.
-
Die Sonne scheint dir ins Gesicht, ihre Strahlen wärmen deine Haut.
-
Du atmest einmal ganz tief ein - und langsam wieder aus.
-
Du schaust dich um, und in einiger Entfernung siehst du den Anfang eines Waldes.
-
Schon von weitem kannst du erkennen, dass dieser Wald anders zu sein scheint, als der, den du kennst.
-
Er glitzert im Sonnenlicht - golden und silbern - nicht wie sonst in verschiedenen Grüntönen.
-
Langsam gehst du auf den Waldrand zu, das weiche Gras unter deinen Füßen fühlt sich gut an.
-
Je näher du dem Wald kommst, umso mehr scheint

er zu glitzern und zu funkeln.
-
Noch nie hast du etwas so Schönes gesehen, aber gleichzeitig ist es dir auch fremd.
-
Erst zögerst du noch ein wenig, aber dann hast du Mut und betrittst den Wald.
-
Du atmest einmal ganz tief ein - und langsam wieder aus. -

Der Waldboden ist angenehm kühl unter deinen nackten Füßen.
-
Die Pflanzen und Bäume um dich herum duften angenehm.
-
Du gehst weiter und betrachtest den goldenen und silbernen Wald.
-
Bunte Vögel sitzen auf den Ästen, ihre Federn schimmern in allen Farben des Regenbogens - grün, rot, orange, gelb und blau -
Du setzt dich auf den weichen Waldboden und genießt diese friedliche Ruhe um dich herum.
-
Du atmest einmal ganz tief ein - und langsam wieder aus.
-
Es ist ein wunderschöner Platz zum Ausruhen und Träumen - und er gehört dir allein.
-
Es ist dein Zauberwald.
-
Hierher kannst du jederzeit zurückkehren, wenn du Ruhe und Entspannung brauchst.
-
Hier ist die Luft klar und rein und du kannst tief durchatmen.

- Langsam stehst du nun wieder auf und gehst deinen Weg zurück.
- Bald schon siehst du die grüne Wiese wieder vor dir.
- Du schaust noch einmal zurück zu deinem Zauberwald der in der Sonne funkelt.
- Vielleicht legst du dich noch eine Zeit auf die, Wiese und schaust in den Himmel.
- Oder du bleibst stehen, schließt deine Augen, streckst deine Arme aus und drehst dich ein wenig - ganz wie es dir gefällt.

Delphine

- Schließe nun deine Augen und stelle dir einmal vor: Du sitzt in einem Boot, weit draußen auf dem Meer.
- Die Sonne scheint und das Wasser ist ganz ruhig.
- Dein Boot gleitet dahin und die Wellen plätschern leise.
- Du genießt diese Ruhe und atmest tief die salzige Luft ein.
- In der Ferne siehst du noch andere Boote auf dem Meer.
- Auch sie gleiten ganz gemächlich dahin.
- Neben deinem Boot erscheint eine Rückenflosse im

Wasser.

-

Du erkennst einen Delphin, der langsam neben dienem Boot schwimmt.

-

Er begleitet dich.

-

Bald erscheinen noch zwei weitere Delphine. Auch sie gleiten neben deinem Boot durchs Wasser.

-

Du betrachtest sie, ihre graublauen schlanken Körper.

-

Sie sind wunderschön und du erfreust dich an ihrem Anblick.

-

Einer der Delphine entfernt sich nun etwas von deinem Boot, um dann, mit einem Anlauf, hoch aus dem Wasser zu springen.

-

Das Wasser spritzt bis zu dir, als er mit einem Klatscher wieder im Meer landet.

-

Auch die anderen Delphine zeigen dir nun Kunststücke, sie springen, einer nach dem anderen hoch um dann wieder mit einem Platsch im Wasser zu landen.

-

Sie spielen mit dir - tun es nur für dich.

-

Nach einer Weile haben sie genug von ihrem Spiel und schwimmen wieder ruhig neben deinem Boot.

-

Du nimmst all deinen Mut zusammen und hältst deine Hand ins Wasser.

-

Das Meer ist erfrischend kühl und fühlt sich gut an.

-

Einer der Delphine schwimmt nun langsam an deine Hand heran.

-

Mit seiner langen Schnauze stupst er vorsichtig an deine Hand.

-

Du streichelst seinen Kopf ganz sanft. Du freust dich über das Vertrauen, dass er dir entgegenbringt.

-

Er fühlt sich kühl und weich an, unter deiner Hand.

-

Plötzlich - wie auf ein Zeichen, sammeln sich die Delphine wieder und schwimmen in die andere Richtung davon.

-

Du schaust ihnen noch nach, bis sie nicht mehr zu sehen sind.

-

Deine Hand ist noch kühl und schmeckt nach Salz und dem Meer.

-

Du genießt noch ein wenig die Sonne und das sanfte Schaukeln deines Bootes.

-

Du fühlst dich wohl, bist ganz ruhig und entspannt.

3.4 Traumreisen zum Abbau von Aggressionen und Ängsten

Lagerfeuer am Strand

Schließe nun deine Augen und stelle dir vor: Du bist in einem fernen Land, in einem Land deiner Träume.
-
Es ist Abend und du stehst am Strand und schaust aufs Meer hinaus. Der Mond scheint und sein Licht glitzert auf dem Wasser.
-
Eine sanfte Brise weht vom Meer herüber und streichelt dein Gesicht. -

Du atmest tief ein, fühlst dich frei und stark.
-
In der Ferne siehst du die Lichter der Fischerboote, sie hüpfen in den sanften Wellen auf und ab.
-
Eines Tages wirst du die Fischer vielleicht fragen, ob sie dich einmal mitnehmen.
-
Bestimmt ist es schön, nachts in einem Boot auf dem Meer zu sitzen und den Sternenhimmel zu beobachten.
-
Alles ist so friedlich, niemand stört dich und du hast Zeit, einfach nur so vor dich hinzuträumen.
-
In einiger Entfernung siehst du ein Lagerfeuer am Strand.
-
Du gehst darauf zu und je näher du kommst, um so mehr spürst du die Wärme, die es ausstrahlt.
-
Das Holz knistert und knackt, kleine Funken sprühen heraus und die Flammen spenden ein geheim-

nisvolles Licht.
-
Um das Feuer sitzen Menschen, die du lieb hast, Menschen, die dir viel bedeuten.
-
Du setzt dich zu ihnen und ihr schaut gemeinsam in das Feuer.
-
Du fühlst dich ruhig und wohl, bist ganz ruhig und entspannt.
-
Früher haben die Menschen oft am Feuer gesessen, haben sich ihr Essen zubereitet, geredet, gesungen und sich Geschichten erzählt.
-
Du denkst daran, wie es wohl gewesen sein muss, früher, als es diese ganze Technik, die Hektik und den Lärm noch nicht gegeben hat, als die Menschen noch gemütlich an ihrem Lagerfeuer gesessen haben und sich Zeit füreinander nahmen.
-
Damals war die Feuerstelle ein Platz der Wärme, der Familie und der Freunde.
-
Jetzt sitzt du gemeinsam mit deinen Freunden, deiner Familie an diesem Feuer und freust dich, dass ihr alle so friedlich beisammen seid.
-
Es ist ein gutes Gefühl, zu wissen, dass immer jemand für dich da ist.
-
Jemand der dich lieb hat, dir zuhört und dich versteht.

Jemand, dem du vertrauen kannst und der zu dir hält, was auch geschieht.
-
Du bist nicht allein!

Die „Wünsch-dir-was-Maschine"

Schließe nun deine Augen und stelle dir vor: Du gehst auf einen Jahrmarkt.

Es ist ein riesengroßer Platz mit Karussells - Wurfbuden - einem Riesenrad - einer Achterbahn.

An verschiedenen Ständen gibt es Mandeln - Nüsse - Zuckerwatte - Schokolade - Lebkuchenherzen - Äpfel mit Zuckerguss - und vieles mehr.

Du siehst viele fröhliche, lachende Menschen um dich herum.

Du schaust dir alles an.

Vielleicht kaufst du dir eine Karte für die Achterbahn oder den Auto-Scooter?

Oder du machst eine Fahrt mit dem Riesenrad und schaust dir die ganze Stadt einmal von hoch oben an - wie ein Vogel.

Du machst deine Runde, gehst über den ganzen Platz, bis du am Ende ankommst.

Hier ist es ruhiger, die Musik spielt noch leise, es sind keine Menschen mehr um dich herum.

Du siehst in einiger Entfernung einen Automaten stehen.

Langsam gehst du darauf zu, verwundert, was das wohl sein mag.

Du hast keine Angst, obwohl du so etwas noch nie zuvor gesehen hast.

Neugierig betrachtest du diese wundersame Maschine.
-
Sie ist ein wenig größer als du, goldfarben glänzt sie im Sonnenlicht.
-
Hinter einer kleinen Glasscheibe leuchten bunte Lämpchen in gelb, orange und rot.
-
Du trittst noch näher heran und entdeckst einen Hebel aus purem Gold.
-
Vorsichtig drückst du diesen Hebel herunter und eine sanfte Stimme sagt zu dir:

„Ich bin eine Wünsch-dir-was-Maschine und du hast nun drei Wünsche frei. - Es müssen allerdings ganz persönliche Wünsche sein, nämlich Eigenschaften, über die du gerne verfügen möchtest, wie Mut - Stärke - Zufriedenheit - innere Ruhe - Ausgeglichenheit. - Überlege dir gut, was du dir wünschen willst, und es wird in Erfüllung gehen."
-
Du denkst darüber nach und wünschst dir nun die Eigenschaften, die du am meisten brauchst.
-
Was auch immer es ist, diese Eigenschaften werden dich von nun an begleiten.
-
Du verlässt nun diesen Ort und gehst über den Jahrmarkt zurück.
-
Du fühlst dich gestärkt und ruhig, bist voller Zuversicht und ohne Angst.
-
Du weißt, dass du alles, was du dir wünschst, schaffen kannst und deine Ziele erreichen wirst.
-
Es ist ein gutes und sicheres Gefühl.

Mit einem Sportflugzeug fliegen

Schließe nun deine Augen und stelle dir vor: Du steigst in ein kleines Sportflugzeug.
-
Es ist hellblau, hat zwei Tragflächen und vorne einen Propeller.
-
Die Sitze sind sehr bequem. Du suchst dir einen Platz am Fenster und setzt dich hin.
-
Die Sonne scheint und der Himmel ist ganz klar, bestes Wetter für deinen Flug.
-
Du schließt für einen Moment die Augen und lehnst dich in deinem Sitz zurück.
-
Du atmest ruhig und gleichmäßig ein - und aus - ein - und aus.
-
Du freust dich darauf, dir die Stadt und die Landschaft einmal von oben anzuschauen.
-
Die Türen werden geschlossen und du schnallst dich in deinem Sitz an.
-
Der Pilot lässt die Motoren an und der Propeller fängt an, sich zu drehen.
-
Langsam rollt das kleine Flugzeug nun auf die Startbahn zu.
-
Der Pilot wartet noch einen Moment auf die Starterlaubnis.
-
Die Maschine rollt nun wieder an, sie wird schnell, immer schneller und schneller.
-
Du spürst, wie das Flugzeug nun langsam abhebt

und wirst leicht in deinen Sitz gedrückt.
-
Ihr steigt nun in den Himmel hinauf - immer höher.
-
Du schaust aus dem Fenster und beobachtest, wie alles unter dir immer kleiner wird.
-
Es ist ganz ruhig und still hier oben, du hörst nur das leise Brummen der Motoren.
-
Du fühlst dich frei wie ein Vogel, der in den Lüften schwebt.
-
Ganz ruhig bist du - ruhig und gelassen.
-
Du siehst die Häuser deiner Stadt - nun ganz klein unter dir.
-
Die Straßen sehen aus wie Linien und die Autos wie winzige Käfer.
-
Ihr fliegt weiter, über die Stadt hinaus.
-
Hier ist es grün und die Landschaft sieht aus wie ein großer, grüner Teppich.
-
Das Flugzeug fliegt ganz ruhig, es gleitet durch ein paar kleine Wolken hindurch.
-
Sie sehen aus wie aus Watte gemacht, so nah, dass du sie berühren könntest.
-
Die Sonne glitzert durch dein Fenster, und scheint warm auf dein Gesicht.
-
Du genießt diesen Flug, weit ab von der Erde, schwerelos und frei.
-
Am Liebsten würdest du noch länger hier oben

bleiben, aber das Flugzeug setzt nun langsam wieder zur Landung an.
-
Du siehst die Häuser wieder größer werden, erkennst wieder Menschen und Tiere.
-
Das Flugzeug macht eine sanfte Landung und rollt auf der Landebahn aus.
-
Du wartest, bis es wieder steht und öffnest deinen Gurt.
-
Die Türen öffnen sich und du steigst über eine kleine Treppe aus.
-

Du atmest tief ein und schaust dich um. - Du bist wieder auf der Erde.

3.5 Traumreisen zur Erreichung von Akzeptanz und Respekt vor Mensch und Tier, von Rücksichtnahme und Hilfsbereitschaft

Die Katze

Schließe nun deine Augen und stelle dir vor: Zu dem Haus, in dem du wohnst, gehört ein wunderschöner, großer Garten.
-
In diesem Garten lebt eine Katze.
-
Ihr Fell ist getigert, rot und braun.
-
Sie hat große, grüne Augen und einen buschigen Schwanz.
-
Du beobachtest diese Katze oft und manchmal streichelst du sie auch.

Ihr Fell ist samtweich und ihr Schnurren zeigt dir, dass sie dir vertraut und dich gern hat.
-
Wenn sie in der Sonne im Garten liegt und schläft, strahlt sie eine angenehme Ruhe aus.
-
Diese angenehme Ruhe geht auf dich über, wenn du sie betrachtest.
-
Jetzt steht die Katze auf und kommt auf dich zu.
-
Sie miaut und du weißt, dass sie dir etwas sagen will.
-
Aufgeregt läuft sie hin und her und fordert dich auf, ihr zu folgen. -

Du gehst hinter ihr her in eine abgelegene, ruhige Ecke des Gartens.
-
Um ihr nachzukommen, musst du durch die Büsche kriechen.
-

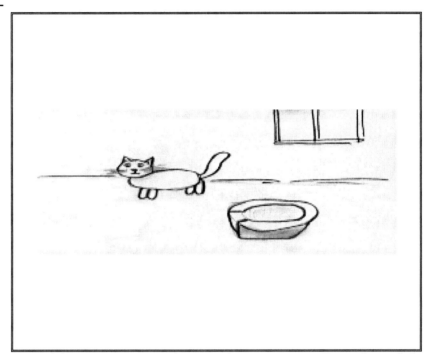

Ganz hinten, unter einem der grünen Büsche siehst du weiches Gras, zusammengescharrt wie ein Nest.
-
In diesem Nest aus Gras liegen vier winzig kleine Kätzchen.
-
Vorsichtig kriechst du näher heran.
-
Du betrachtest diese Winzlinge, eines hübscher als das andere liegen sie dort im Schutz der Büsche.
-
Sie haben ganz kleine Pfoten und einen rosigen Bauch. -

Du freust dich über das Vertrauen der Katze, dir ihre Kinder zu zeigen.
-
Die Katze streift um deine Beine und du beugst dich zu ihr herunter, um sie zu streicheln.
-
Ihr seid gute Freunde, du und die Katze - eine Freundschaft mit Vertrauen und Zuneigung.
-
Langsam gehst du zurück zum Haus, um ein Schälchen Milch für die Katze zu holen.
-
Du bist stolz, das Geheimnis mit ihr zu teilen.
-
Das Geheimnis, wo sie ihre Kinder versteckt hat.
-
Niemand weiß davon, nur du.

Die alte Frau

Schließe nun deine Augen und stelle dir einmal vor: In dem Haus nebenan wohnt eine alte Frau.
-
Jeden Tag, wenn du zur Schule gehst, siehst du sie an ihrem Fenster stehen.
-
Sie schaut hinaus und beobachtet die Menschen auf der Straße.
-
Sie ist schon sehr alt, du erkennst es an ihrem Gesicht.
-
Es ist von Falten durchzogen und runzelig.
-
Noch nie hast du mit ihr gesprochen, weißt nichts

von ihr.
-
Trotzdem findest du sie merkwürdig, hast fast ein bisschen Angst vor ihr.
-
Sie spricht mit niemandem und du hast auch noch nie gesehen, dass sie jemand besucht.
-
Außer dem blauen Auto, mit dem jeden Tag ein junger Mann kommt, um ihr Essen zu bringen, hast du noch niemanden bei ihr gesehen.
-
Vielleicht ist sie ja eine Hexe? Oder gibt es Hexen nur im Märchen?
-
Vielleicht ist sie ja auch ganz nett - so wie deine eigene Oma?
-
Eigentlich bist du neugierig und würdest sie gerne kennen lernen - aber du traust dich nicht so recht.
-
Du kommst von der Schule zurück und gehst wieder an ihrem Haus vorbei.
-
Sie steht am Fenster und lächelt dir zu.
-
Ihr Lächeln macht ihr Gesicht schön und sanft.
-
Du bleibst stehen, lächelst zurück und fühlst dich gut dabei.
-
Sie winkt dir zu und du gehst an ihr Fenster.
-
Ihre Stimme ist angenehm warm und ruhig und sie bittet dich, hereinzukommen.
-
Erst zögerst du noch einen Augenblick, aber dann gehst du in ihr Haus.
-

Sie hat wunderschöne, alte Möbel in einem gemütlichen Wohnzimmer.
-
Im Kamin brennt ein Feuer, das Holz knistert und duftet nach Tanne.
-
Die alte Frau sitzt in einem bequemen Schaukelstuhl und lächelt dich freundlich an.
-
Sie freut sich, dass du sie besuchst und bietet dir an, dich zu setzen.
-
Sie erzählt dir von ihrer Familie, die in Amerika lebt und sie daher fast nie besuchen kann.
-
Sie erzählt auch von ihren alten, kranken Beinen, die nicht mehr laufen wollen.
-
Und sie erzählt dir von ihrer Einsamkeit, und wie gerne sie jemanden hätte, der sie ab und zu besucht, mit dem sie reden kann und dem sie Geschichten erzählen kann.
-
Du erzählst von deiner Familie, der Schule und deinen Freunden.
-
Du hast viel zu erzählen, denn du erlebst jeden Tag etwas Neues.
-
Die alte Frau hört dir aufmerksam zu, freut sich, dass du dir Zeit für sie nimmst.
-
Vielleicht gibt es so eine alte Frau für dich, vielleicht auch ein anderes Kind, das einsam ist und gerne mit dir spielen, lachen und reden würde? -

Denk einmal darüber nach.

Freunde

Schließe nun deine Augen und stelle dir einmal vor:
Ihr kennt euch schon lange und seid die besten Freunde.
-
Ihr könnt euch alles anvertrauen und erzählt niemandem die Geheimnisse des anderen.
-
Eure Freundschaft ist ein ganz wichtiger Teil eures Lebens.
-
Und eines Tages seid ihr nicht der gleichen Meinung.
-
Ihr streitet, böse Gedanken werden ausgesprochen.
-
Ihr seid beide sehr traurig und zutiefst gekränkt.
-
Keiner kann dem anderen verzeihen.
-
Aber ihr habt euch doch so gern.
-
Dennoch sprecht ihr nicht miteinander und geht auf der Straße aneinander vorbei.

Es tut weh, aber keiner ist bereit, den ersten Schritt zur Versöhnung zu tun.
-
Die Tage werden lang und grau.
-
Nichts macht mehr Spaß, alles geht euch auf die Nerven.
-
Erinnerungen an die gemeinsame schöne Zeit gehen euch durch den Kopf.
-
Eure Spiele, die gemeinsamen Streiche und Gespräche. -

Ihr vermisst den anderen so sehr.
-
Gedanken gehen euch durch den Kopf.
-
Wir sind zwar die besten Freunde, aber müssen wir deshalb immer gleicher Meinung sein?
-
Wäre es nicht sogar sehr langweilig, wenn es so wäre?
-
Hätten wir uns dann überhaupt noch etwas zu sagen?
-
Und ihr nehmt euch vor, den anderen anzusprechen.
-
Vielleicht tut ihr es sogar gleichzeitig?
-
Freunde sind etwas ganz Kostbares.
-
Freundschaften müssen gepflegt werden wie ein kleiner Schatz.
-

Und Freunde müssen ehrlich zueinander sein können.
-
Auch wenn sie einmal nicht einer Meinung sind.

3.6 Traumreisen zur Verarbeitung von Trauer und Trennungen

Das alte Dorf

Schließe nun deine Augen und stelle dir einmal vor: Du machst einen Spaziergang durch ein Dorf.
-
Es fahren keine Autos, die Wege sind schmal und die Häuser alt. Dieses Dorf gibt es schon lange, es wurde erbaut, lange Zeit, bevor du geboren wurdest.
-
Viele Menschen haben hier schon gelebt, Menschen die du nicht gekannt hast.
-
Du betrachtest die Häuser.
-
Einige sind schon so alt, dass die Farbe verblichen ist, die Fenster und Türen sind schief.
-
Trotzdem wohnen noch Menschen darin, Menschen, die arm sind und es sich nicht leisten können, in ein schöneres, neues und größeres Haus zu ziehen.
-
Vor einem der Häuser sitzt eine alte Frau und strickt einen kleinen Pullover.
-
Kleine Kinder spielen auf dem Boden vor ihr mit Murmeln.
-
Du gehst an ihnen vorbei und die Kinder lächeln dir zu.
-
Ihre Kleider sind verschlissen und auch ein wenig zu klein. -

Trotzdem sind sie fröhlich und haben Spaß an ihrem Spiel.
-
Dein Weg führt dich weiter durch die engen Gassen.
-
Vor einer alten Kirche bleibst du stehen.
-
Auch die Kirche hat schon bessere Zeiten gesehen, damals, als ihre Mauern noch schön waren und viele Kinder hier getauft wurden, viele Paare hier geheiratet haben.
-
Heute kommen nur noch wenige Menschen her, um zu beten, oder eine Kerze anzuzünden.
-
Auch du kannst eine Kerze anzünden, wenn du magst.
-
Eine Kerze, für einen Menschen, den du sehr lieb gehabt hast und der heute nicht mehr bei dir ist.
-
Oder für ein Tier, das du geliebt hast.
-
So kannst du ein Zeichen geben, ein Zeichen, dass du den Menschen oder das Tier nicht vergessen hast.
-
Manchmal bist du noch ein wenig traurig, wenn du an diesen Menschen, oder an dieses Tier denkst.
-
Aber im Grunde deines Herzens weißt du auch, dass ein Mensch oder ein Tier niemals aus deinem Leben verschwindet, solange du noch daran denkst und in guter Erinnerung behältst.
-
Du wanderst noch ein wenig weiter durch das alte Dorf.
-

In der Mitte des Dorfes ist ein großer Platz mit einem Brunnen.
-
Das Wasser des Brunnens ist ganz klar und sauber, du kannst es trinken, wenn du magst.
-
Der Platz ist von wunderschönen, alten Bäumen umgeben.
-
Du setzt dich im Schatten einer dieser Bäume auf eine Holzbank.
-
Du genießt die Mittagsruhe in diesem Dorf.
-
Kein Mensch stört deine Gedanken und du kannst einfach so vor dich hinträumen.
-
Lass deine Gedanken ziehen, alles, was dir jetzt einfällt, ist richtig.
-
Bleibe noch ein wenig auf deiner Bank sitzen und träume, von was du willst und so lange es dir gefällt. -

Abschied

Schließe nun deine Augen und stelle dir einmal vor: Es war eine wunderschöne Zeit.

-

Ihr habt miteinander gelacht, gespielt und gelebt.

-

Ihr habt eure Sorgen immer miteinander geteilt.

-

Ihr seid immer füreinander da gewesen, ob ihr nun traurig oder fröhlich wart.

-

Aber nun ist die Zeit des Abschieds gekommen.

-

In jedem Abschied steckt jedoch auch ein Neuanfang.

-

Das einzig Beständige im Leben ist die Unbeständigkeit.

-

Es wird anders sein, aber darum nicht weniger schön.

-

Du wirst neue Dinge und neue Menschen entdecken, kennen lernen und gern haben.

-

Auch wenn du jetzt, im Moment deiner Traurigkeit, noch nicht so recht daran glauben magst.

-

Doch sei dir gewiss, auch wenn sich viel verändert, es wird gut.

-

Denk immer daran, dass du nicht allein bist, dass es jemanden gibt, der dich sehr lieb hat.

-

Jemanden der weiterhin für dich da ist, deine Sorgen und deine Freude mit dir teilen wird.

-

Denk schon heute daran, wie du dich fühlen wirst, in einem Monat, in einem Jahr.

-

Alle Erinnerungen wirst du in deinem Herzen bewahren.

-

Dort haben sie ihren sicheren Platz.

-

Sei ruhig traurig, zeig, wie es in dir aussieht.

-

Aber dann schau wieder nach vorn und richte deine Gedanken in die Zukunft.

-

Du bist stärker, als du im Augenblick glaubst.

-

Du bist stark und mutig.

-

Du schaffst es.

3.7 Traumreisen aus Kenia / Reiseimpressionen
(Nicht nur für Eltern)

Ankunft in Mombasa

Acht Stunden Flug liegen hinter dir, du bist ein wenig müde und doch erwartungsvoll, fremde Gerüche, emsiges Treiben, eine fremde Sprache.
-
Der Bus bringt dich zum Hafen.
-
Auf der Fähre schaust du in viele schwarze Gesichter, sie sind dir fremd, doch auf gewisse Weise auch vertraut.
-
Du nimmst alles in dir auf.
-
Der Fluss ist ruhig und die Fähre gleitet zum anderen Ufer.
-
Dort angekommen strömen die Menschen in alle Richtungen.
-
Im Bus lehnst du dich in deinem Sitz zurück.
-
Dein Atem ist ruhig und gleichmäßig. Du bist ganz ruhig und entspannt.
-
Die Landschaft zieht an dir vorüber, ärmliche Hütten, spielende Kinder, Buden und Werkstätten, Wasserträger mit ihren Karren, die Straßen staubig und uneben.
-
Diese Gegend ist so vielfältig, Palmen - grün - und Sträucher, verdorrte Bäume, sie sind kahl und braun, unbekannte Pflanzen mit herrlichen Blüten, die Luft flimmert und die Wärme hüllt dich ein.

- *Du bist glücklich, hier zu sein, dem Alltag entronnen zu sein.*
- *Du fühlst dich warm und wohl, bist ganz ruhig und entspannt.*

Diani Beach - Strandspaziergang

Der Strand liegt vor dir, weiß schimmert der Sand - er ist feinkörnig und kühl.

-

Du spürst die wärmenden Strahlen der Sonne auf deiner Haut.

-

Ein leichter, warmer Wind streift dein Gesicht - dein Haar. Es ist wie ein Streicheln - mild und zart. Du ziehst die Schuhe aus und bohrst deine Zehen in den Sand.

-

Der indische Ozean ist vollkommen ruhig und glatt.

-

Langsam gehst du der untergehenden Sonne entgegen.

-

Du bist vollkommen ruhig und entspannt und genießt die Stille des herannahenden Abends.

-

Leise plätschern die Wellen an den Strand.

-

Du setzt dich in den Sand und betrachtest den Sonnenuntergang, lässt den feinen Sand durch deine Finger rieseln.

-

Ein Gefühl von Frieden und Kraft erfüllt dich, du genießt das Alleinsein - das All-eins-sein, du bist im Einklang mit dir selbst, mit deinem Körper, deinem Geist.

-

Ruhe und Harmonie durchströmen dich, dein Atem ist ruhig und gleichmäßig, du bist ganz ruhig und entspannt.

Safari

Das Flugzeug bringt dich nach Tsavo, der Flug ist ruhig und angenehm, ein Jeep erwartet dich schon an der Landebahn, diese einzigartige Landschaft nimmt dich sofort für sich ein, unendliche Weiten. - Dein Blick geht bis zum Horizont.
-

Die rote Erde ist rissig und derb - wettergegerbt wie das Gesicht eines alten Afrikaners.
-

Der Wagen bringt dich ins Landesinnere. Du beobachtest eine Elefantenherde an einem Flussbett. Elefantenkühe, die sich schützend vor ihre Kälber stellen, die Ohren aufgeregt hin- und herbewegend, den Rüssel erhoben.
-

Die Szenerie berührt dich.
-

Diese Tiere, so kraftvoll, imposant und stark - und doch wieder so sensibel und verletzlich. -

Ihre Erscheinung vermittelt dir Kraft und Stärke.
-

Die vielfältige Landschaft zieht an dir vorüber, Oasen in herrlichem Grün, riesige Termitenhügel, in vielen Jahrzehnten erbaut. Ein Greifvogel hockt auf einem einzelnen, verdorrten Baum.
-

Der Wagen überquert einen Fluss, der zum Camp führt. Die Regenzeit hat ihn wieder gefüllt und das Wasser glitzert wie Tausende von Perlen.
-

Du schaust in das Wasser und fühlst dich einig mit dir und der Welt.
-

Die Sonne senkt sich langsam dem unendlich scheinenden Horizont entgegen. Noch nie hast du einen solch faszinierenden Sonnenuntergang beobachtet.

Die Landschaft wechselt die Farben, alles taucht ein in ein herrliches Rot. - Rot wie die Erde.
-
Diese Atmosphäre wärmt dich, du bis warm und ganz ruhig, fühlst dich geborgen und frei.

Mombasa - Faszination einer Stadt

Du fährst mit dem Taxi in die Stadt. Der Geruch von Staub und fremden Gewürzen erfüllt die Luft. Geschäftiges, buntes Treiben um dich herum. Händler bieten ihrer Waren feil, Frauen, in schwarze Kleidung verhüllt, gehen an dir vorüber, Menschen vieler Nationalitäten begegnen dir.
-
Neugierig betrachtest du diese fremdländische Umgebung.
-
Eine Afrikanerin trägt einen großen Korb mit Früchten auf ihrem Kopf, ihre Kleidung ist schlicht und wunderschön bunt. Sie geht an dir vorbei und lächelt dich an.
-
Du kommst durch eine Gasse mit vielen kleinen Geschäften. Stoffe werden hier überall angeboten, Stoffe in den herrlichsten Farben, zitronengelb - himmelblau - feuerrot - ein saftiges Grün - bunt bedruckt.
-
Du siehst offene Läden mit Gewürzen, Safran, Curry, Chili und Muskat. - Du atmest ihren würzigen Duft ein.
-
Alles ist so vielfältig und farbenfroh.
-
Auf einer Bank, im Schatten uralter Bäume ruhst du dich ein wenig aus. Du lässt die Menschen an dir vorüberziehen und genießt deine Rolle als stiller Beobachter.
-
Du bist vollkommen gelassen, ruhig und entspannt, um dich herum ist pulsierendes Leben, es ist faszinierend, bunt und lebendig, ein Teil davon bleibt in dir zurück. Du nimmst es mit und die Erinnerung bleibt.

Sternenhimmel über Chale Iland

Es ist eine völlig klare Nacht. Noch nie hast du einen solchen Sternenhimmel gesehen. - Er ist mit nichts vergleichbar.
-
Du kannst sie erkennen - den kleinen und den großen Wagen - die Milchstraße - Hunderte von funkelnden Sternbildern.
-
So unglaublich ist der Gedanke, dass viele, die du jetzt noch sehen kannst, längst erloschen sind.
-
Die Brandung schlägt an die Felsen und die Gischt besprüht dein Gesicht.
-
Du liebst diesen Augenblick - den Kopf in den Nacken gelegt, den Blick im Himmel versenkt.
-
Tief atmest du die nächtliche, klare Luft ein - fühlst dich stark und frei.
-
Diesen Sternenhimmel wirst du niemals vergessen. - unauslöschlich in deine Erinnerung gebannt, bleibt er ein Symbol von Freiheit und Unendlichkeit.

Afrikanischer Abend

Die Nacht ist angenehm warm und ein sanfter Wind weht.

-

Du hast dich in traditionelle, afrikanische Tücher gehüllt. Der Platz ist mit bunten Lichtern geschmückt und in der Mitte brennt ein Feuer. Die Atmosphäre ist einzigartig.

-

Du suchst dir einen Platz, von dem aus du am besten sehen kannst. Der Wind spielt mit deinem Haar und den Tüchern, die du umgebunden hast. Du wartest auf die Tänzer - genießt diesen Augenblick, denn du weißt, er wird, wie auch sonst kein anderer, jemals wieder kehren.

-

Deine Lungen atmen den Duft des Abends ein.

-

Du atmest ruhig und gleichmäßig.

-

Fremdartige Klänge dringen an dein Ohr. Die Tänzer erscheinen, bunt und bizarr bemalt. Sie tanzen ihre Stammestänze, ihre Rituale. Fasziniert beobachtest du das bunte Treiben.

-

Diese fremde Mentalität und doch sind es Menschen wie du, mit Sehnsüchten, Erwartungen, Hoffnungen und Träumen.

-

Harmonie liegt über allem.

-

Harmonie, Kraft und Stärke ist auch in dir.

-

Du fühlst dich kraftvoll und gestärkt.

Lagerfeuer am Strand

Ein großes Lagerfeuer erhellt den Strand. Das Holz knistert leise und die Flammen der Glut tanzen im Wind.

-

Du sitzt auf einem alten Baumstamm in der Nähe des Feuers und schaust hinein. Es beruhigt und lässt dich träumen.

-

Du vergisst die Menschen um dich herum und lässt die Gedanken treiben.

-

Du fühlst dich warm - geborgen - ruhig und wohl.

-

Das Meer rauscht leise und es zieht dich ans Ufer. Sanft umspülen die Wellen deine Füße. Der Mond scheint hell auf dem Wasser und lässt es glitzern.

-

Du siehst ein Licht in weiter Ferne. Es ist ein Fischer bei seinem nächtlichen Fang.

-

Du atmest im Gleichklang mit den Wellen.

-

Ein und aus - ein und aus.

-

Eine tiefe Ruhe erfüllt dich.

-

Du genießt dein Dasein.

Schnorcheln vor Shimoni

Eine Dau - das einheimische Boot - bringt dich nach Shimoni.

-

Das Meer ist ganz ruhig und glatt.

-

Langsam gleitest du ins Wasser hinein.

-

Schwerelosigkeit und Stille umgibt dich.

-

Eine wunderschöne Unterwasserlandschaft erschließt sich deinem Blick. Pflanzen, Korallenbänke, sich hin und her wiegende Algen, Seeigel in leuchtendem Blau, ein Rotfeuerfisch, beeindruckend durch die Intensität seiner Farben. Eine Meeresschildkröte gleitet gemächlich an dir vorbei.

-

Es ist eine andere Welt - schwerelos und leicht.

-

Zebrafische, ein großer Schwarm in eigener Formation. Du streckst deine Hand nach ihnen aus und sekundenschnell treiben sie auseinander.

-

Dein Körper ist leicht und entspannt.

-

Die Leichtigkeit des Seins.

-

Nur Stille um dich herum und das Geräusch deines gleichmäßigen Atems.

-

Eine verzauberte Welt nimmt dich auf - „unter dem Meer".

Sandbank

Du stehst am Ufer und schaust hinüber zu der Sandbank. Es ist Ebbe und du beschließt, einen kleinen Ausflug dorthin zu machen.

-

Das Wasser reicht dir bis zu den Knien, umspült sanft deine Beine. Es ist ein angenehmes Gefühl zu gehen, den weichen Sand unter deinen Füßen zu spüren.

-

Bald hast du die Sandbank erreicht, setzt dich in den warmen Sand und schaust dich um. Von hier aus kannst du alles überblicken - den Strand, weiß schimmernd in der Sonne - das Meer um dich herum in herrlichem Blau - die Menschen am Strand sind wie kleine Punkte.

-

Du genießt die Ruhe und das Gefühl, nur für dich zu sein.

-

Du legst dich auf den Rücken und schaust in den blauen Himmel über dir - breitest deine Arme aus und die Sonne wärmt deinen Körper.

-

Dein Atem ist ruhig und gleichmäßig.

-

Du bist ganz ruhig und entspannt.

-

Für diesen Augenblick gehört die Sandbank dir ganz allein.

-

Sie ist deine Insel der Ruhe.

Weitere ausgewählte Bücher aus dem ASUG-Verlag:

H. A. Scholtes: Ikonenräuber im Kastro.
Kinder- und Jugendroman. ASUG-Verlag, Offenbach 2003, Hardcover, 140 S., 17 Euro. ISBN 3-934594-11-5

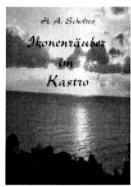

In diesem Buch für Kinder und Jugendliche von 8 Jahren ab, erleben zwei Geschwister aus Deutschland auf einer griechischen Insel ein spannendes Abenteuer. Lisa und Marco dürfen ohne ihre Eltern bei einer Bekannten in Griechenland ihre Ferien verbringen. Zusammen mit einem gleichaltrigen griechischen Jungen haben die Geschwister unvergessliche Erlebnisse. Viel Spaß im Wasser und auf dem Land, die Erkundung alter Gewölbe und dunkler Geheimgänge einer alten Festungsstadt bieten ihnen bislang ungekannte tolle Ferienerlebnisse. Auch die Streiche, die sie Erwachsenen spielen, machen einen Teil dieser herrlichen Ferien aus. Aber sie erleben und bestehen auch erfolgreich ein äußerst gefährliches Abenteuer, das sie zu den jungen Helden der Insel macht.

Lena Bredow: Warum essen nicht dick macht: Für immer schlank.
Ratgeber. ASUG-Verlag, Offenbach, 2003. Paperback, A5. 108 S., 12,49 Euro. ISBN 3-934594-14-X

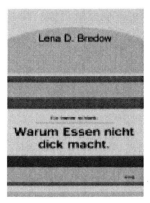

Essen heißt das Zauberwort des Buches, das an alle Übergewichtigen gerichtet ist, die ohne die meist erfolglosen Diäten und ohne Hungern ordentlich abnehmen möchten.
Dieses Buch empfiehlt einen völlig neuen Weg, der wegführt von überflüssigen Kilos und zwar durch die Ausnutzung der Gesetze der Evolution. Weg vom Fett einlagern zum Fett verbrennen, ohne zu verzichten! Das Einzige, was verboten wird, sind Hunger und Diäten.

Michaela Rosenkranz: Bittere Süße: Erlebnisse in Kuba. ASUG-Verlag, Offenbach, 2003. Taschenbuch, 107 S., 8,45 Euro. ISBN 3-934594-15-8

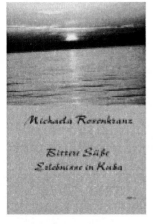

Beschrieben werden Urlaubsalltag und Natur dieser schönen Insel aus der Sicht deutscher Urlauber, aber auch die Geschichte des Landes, Wirtschaft und Menschen.

Obwohl in dem Buch nicht politisiert wird, erfährt man auch viel über die Lage der Menschen, der Wirtschaft und damit des Landes.

Der von offizieller Seite unerwünschte Kontakt der Einheimischen zu den ausländischen Urlaubern und die Beobachtung der Lebensweise und des Lebensniveaus der Bevölkerung zeigen, dass dieses „sozialistische" Land ein Entwicklungsland geblieben ist. Die Ideale der Revolution von 1953 konnten auch ein halbes Jahrhundert später noch nicht realisiert werden. Der fromme Wunsch eines bescheiden lebenden Einheimischen, dass doch Fidel eine Erleuchtung gegeben werde, die endlich alles zum Besseren wenden werde, zeigt die ganze Hilflosigkeit der Menschen, die in einem Land leben, das für die Touristen ein preiswertes Urlaubsparadies ist, von den Einheimischen geliebt wird, ihnen aber außer Hoffnung wenig Chancen zur Verbesserung ihres Lebens gibt.

Diese Bücher sind in jeder guten Buchhandlung (auch im Internet) bestellbar.